Karin Erni

Lokalanästhetika und Muskelrelaxantien in der Veterinärmedizin

Karin Erni

Lokalanästhetika und Muskelrelaxantien in der Veterinärmedizin

Eine klinisch-pharmakologische Evaluation mit Integration der Ergebnisse im Arzneimittelinformationssystem CliniPharm

Südwestdeutscher Verlag für Hochschulschriften

Impressum/Imprint (nur für Deutschland/only for Germany)
Bibliografische Information der Deutschen Nationalbibliothek: Die Deutsche Nationalbibliothek verzeichnet diese Publikation in der Deutschen Nationalbibliografie; detaillierte bibliografische Daten sind im Internet über http://dnb.d-nb.de abrufbar.
Alle in diesem Buch genannten Marken und Produktnamen unterliegen warenzeichen-, marken- oder patentrechtlichem Schutz bzw. sind Warenzeichen oder eingetragene Warenzeichen der jeweiligen Inhaber. Die Wiedergabe von Marken, Produktnamen, Gebrauchsnamen, Handelsnamen, Warenbezeichnungen u.s.w. in diesem Werk berechtigt auch ohne besondere Kennzeichnung nicht zu der Annahme, dass solche Namen im Sinne der Warenzeichen- und Markenschutzgesetzgebung als frei zu betrachten wären und daher von jedermann benutzt werden dürften.

Coverbild: www.ingimage.com

Verlag: Südwestdeutscher Verlag für Hochschulschriften GmbH & Co. KG
Heinrich-Böcking-Str. 6-8, 66121 Saarbrücken, Deutschland
Telefon +49 681 37 20 271-1, Telefax +49 681 37 20 271-0
Email: info@svh-verlag.de

Zugl.: Zürich, Vetsuisse Fakultät, Diss., 2011

Herstellung in Deutschland (siehe letzte Seite)
ISBN: 978-3-8381-3257-0

Imprint (only for USA, GB)
Bibliographic information published by the Deutsche Nationalbibliothek: The Deutsche Nationalbibliothek lists this publication in the Deutsche Nationalbibliografie; detailed bibliographic data are available in the Internet at http://dnb.d-nb.de.
Any brand names and product names mentioned in this book are subject to trademark, brand or patent protection and are trademarks or registered trademarks of their respective holders. The use of brand names, product names, common names, trade names, product descriptions etc. even without a particular marking in this works is in no way to be construed to mean that such names may be regarded as unrestricted in respect of trademark and brand protection legislation and could thus be used by anyone.

Cover image: www.ingimage.com

Publisher: Südwestdeutscher Verlag für Hochschulschriften GmbH & Co. KG
Heinrich-Böcking-Str. 6-8, 66121 Saarbrücken, Germany
Phone +49 681 37 20 271-1, Fax +49 681 37 20 271-0
Email: info@svh-verlag.de

Printed in the U.S.A.
Printed in the U.K. by (see last page)
ISBN: 978-3-8381-3257-0

Copyright © 2012 by the author and Südwestdeutscher Verlag für Hochschulschriften GmbH & Co. KG and licensors
All rights reserved. Saarbrücken 2012

1	ZUSAMMENFASSUNG	3
2	EINLEITUNG	4
	2.1 Gesamtprojekt CliniPharm/CliniTox	4
	2.1.1 Das Tierarzneimittelkompendium	4
	2.1.2 CliniPharm (Wirkstoffdatenbank)	5
	2.1.3 CliniTox (Giftpflanzen- und Giftsubstanzdatenbank)	5
	2.1.4 Programm zur Simulation des Wirkspiegelverlaufes	6
3	ZIELSETZUNG	7
4	MATERIAL	8
	4.1 Hardware	8
	4.2 Software	8
	4.3 Literaturdatenbanken	8
5	METHODEN DER DATENVERARBEITUNG	9
	5.1 Auswahlkriterien der Wirkstoffe	9
	5.2 Datenerhebung	9
	5.3 Priorisierung und Evaluation der Daten	9
	5.4 Aufbau der Literaturdatenbank	10
	5.5 Dateneingabe und Formatierung	10
	5.6 Eingabe von Dosierungsempfehlungen	15
	5.7 Multiparametrische Suchfunktionen	16
6	WIRKSTOFFGRUNDLAGEN	17
	6.1 Lokalanästhetika	17
	6.1.1 Wirkungsmechanismus	17
	6.1.2 Pharmakokinetik	19
	6.1.3 Indikationen	20
	6.1.4 Anwendungssicherheit und Kontraindikationen	21
	6.1.5 Unerwünschte Wirkungen	22
	6.1.6 Toxizität	22
	6.1.7 Interaktionen	23
	6.2 Peripher wirkenden Muskelrelaxantien	23
	6.2.1 Wirkungsmechanismus	23
	6.2.2 Pharmakokinetik	24
	6.2.3 Indikationen	26
	6.2.4 Unerwünschte Wirkungen	27

	6.2.5	Toxizität	28
	6.2.6	Interaktionen	28
	6.2.7	Therapie bei Überdosierung	28
6.3	**Guafenesin**		**29**
	6.3.1	Wirkungsmechanismus	29
	6.3.2	Pharmakokinetik	29
	6.3.3	Indikationen	29
	6.3.4	Nebenwirkungen	30
	6.3.5	Toxikologie	30

7 RESULTATE **31**

7.1 **Anwendung der Wirkstoffdatenbank** **31**
    7.1.1 Suche mittels direkter Eingabe des Wirkstoffnamens 32
    7.1.2 Suche mittels alphabetischer Wirkstoffliste 34
    7.1.3 Suche mittels Wirkstoffklasse 35
    7.1.4 Multiparametrische Suche 36

7.2 **Anwendungsbeispiele** **39**
    7.2.1 Fall 1 39
    7.2.2 Fall 2 43

8 DISKUSSION **47**

8.1 **CliniPharm/CliniTox** **47**
8.2 **Zielpublikum** **47**
8.3 **Vorteile von CliniPharm/CliniTox** **48**
8.4 **Relevanz von CliniPharm/CliniTox** **48**

9 LITERATURVERZEICHNIS (WIRKSTOFFGRUNDLAGEN) **49**

10 DANKESADRESSEN **57**

1 Zusammenfassung

Im Jahre 1988 wurde das Projekt CliniPharm/CliniTox am Institut für Veterinärpharmakologie und –toxikologie der Universität Zürich gestartet. Clinipharm ist eine Datenbank, welche Informationen zur veterinärmedizinischen Pharmakotherapie beinhaltet.
Die vorgelegte Dissertation ergänzt diese Datenbank mit den Wirkstoffgruppen der Lokalanästhetika und Muskelrelaxantien. Die publizierten Daten wurden aus pharmakologischen und klinischen Fachzeitschriften und Büchern entnommen.
Die Daten über die oben erwähnten Wirkstoffgruppen können auf dem Internet unter http://www.clinipharm.ch abgerufen werden. Dies ermöglicht den Veterinären in der Praxis aktuelle und praxisrelevante Informationen, wie beispielsweise Dosierungen und Indikationen, zu verschiedenen Wirkstoffen nachzuschlagen.

Summary

The project CliniPharm/CliniTox was launched in 1988 at the Institute of Veterinary Pharmacology and Toxicology, University of Zurich. Clinipharm is a database for information and guidance in veterinary pharmacotherapy.
This thesis complements the database with the two active substance groups local anaesthetics and muscle relaxants. Published data were collected from pharmacological and clinical journals and books.
The data of the above mentioned active substance groups are available on the internet via http://www.clinipharm.ch. The database allows practicing veterinarians to search and use up-to-date and relevant information, for example dosages and indications, of different active substance groups.

2 Einleitung

2.1 Gesamtprojekt CliniPharm/CliniTox

Im Jahre 1988 wurde am Institut für Veterinärpharmakologie und –toxikologie unter der Leitung von Prof. Dr. Felix R. Althaus das Projekt CliniPharm, ein computergestütztes Informationssystem für die Pharmakotherapie in der Veterinärmedizin geschaffen. Es handelt sich um eine Datenbank, in welche die Daten der konventionellen Informationssysteme, wie Publikationen, Fachzeitschriften und Kongresse, eingetragen und laufend aktualisiert werden. Über das Internet sind die Informationen jederzeit unter http://www.vetpharm.uzh.ch beziehungsweise http://www.clinipharm.ch frei zugänglich. 1997 wurde das bestehende Projekt mit der Toxikologiedatenbank CliniTox ergänzt. Es stehen nun auch Informationen über Giftsubstanzen und Giftpflanzen zur Verfügung. Das Ziel dieser Projekte ist es, praktizierenden Tierärztinnen und Tierärzten den Zugang zu aktuellen pharmakologischen und therapeutisch relevanten Daten zu erleichtern und ein Entscheidungshilfesystem für die Pharmakotherapie und klinische Toxikologie anzubieten.

Zurzeit umfasst CliniPharm/CliniTox folgende Module:

- Tierarzneimittelkompendium der Schweiz
- CliniPharm (Wirkstoffdatenbank)
- CliniTox (Giftpflanzen- und Giftsubstanzendatenbank)
- Programm zur Simulation des Wirkspiegelverlaufes

2.1.1 Tierarzneimittelkompendium

Das Tierarzneimittelkompendium (TAK) der Schweiz enthält die offiziellen Arzneimittelinformationen aller in der Schweiz zugelassenen Tierarzneimittel und Immunbiologika, sowie Daten zu weiteren Veterinärprodukten (Futtermittel, Futterzusätze, Tierpflegemittel, Desinfektionsmittel, Diagnostika und einige Insektizide). Seit 1996 steht den Tierärztinnen und Tierärzten im Internet unter http://www.tierarzneimittel.ch das TAK zur Verfügung. Das schnelle und gezielte Auffinden eines Tierarzneimittels wird über verschiedene Listen und Suchfunktion erleichtert.

Herausgeber des TAK ist das Institut für Veterinärpharmakologie und –toxikologie der Universität Zürich in Zusammenarbeit mit der Swissmedic in Bern (Schweizerisches Heilmittelinstitut) und dem Institut für Viruskrankheiten und Immunprophylaxe (IVI) in Mittelhäusern. Diese Zusammenarbeit stellt die Aktualität und Richtigkeit der Arzneimittelinformationen sicher.

2.1.2 CliniPharm (Wirkstoffdatenbank)

Die Wirkstoffdatenbank CliniPharm dient als Nachschlagewerk für therapeutische Substanzen, die in der Veterinärmedizin verwendet werden. Die Daten werden aus Publikationen und Fachbüchern gesammelt, evaluiert und in folgende Rubriken unterteilt:

- Chemie
- Pharmakologie
- Pharmakokinetik
- Indikationen
- Dosierungen
- Kontraindikationen
- Unerwünschte Wirkungen
- Toxizität
- Interaktionen
- Rückstandsbeurteilung

Die am 18. August 2004 definierten Umwidmungsregeln in der neuen Verordnung über die Tierarzneimittel (TAMV) ermöglichen einen zunehmenden Einsatz von Humanarzneimitteln in der Veterinärmedizin. Deshalb enthält die Datenbank Fachinformationen über folgende Wirkstoffe:

- In der Schweiz zugelassene veterinärmedizinische Wirkstoffe
- Im Ausland (hauptsächlich in der EU und den USA) zugelassene veterinärmedizinische Wirkstoffe
- In der Schweiz zugelassene humanmedizinische Wirkstoffe, für welche Dosierungen im veterinärmedizinischen Bereich bekannt sind
- Im Ausland (hauptsächlich in der EU und den USA) zugelassene humanmedizinische Wirkstoffe, für welche Dosierungen im veterinärmedizinischen Bereich bekannt sind

Die Datenbank enthält zudem Informationen über aktuelle Forschungsergebnisse in der Pharmakotherapie von Kleintieren, Nutztieren, Pferden und Heimtieren.

2.1.3 CliniTox (Giftpflanzen- und Giftsubstanzdatenbank)

CliniTox ist eine Datenbank, welche Informationen zu Diagnosen und Behandlungen in Vergiftungsfällen bei Haus- und Nutztieren beinhaltet. Die Datenbank ist in 3 verschiedene Bereiche unterteilt:

- Datenbank Giftsubstanzen
- Datenbank Giftpflanzen
- Management von Vergiftungsfällen

Durch die Eingabe von Vergiftungssymptomen, Labor- sowie Sektionsbefunden kann der Benutzer die Datenbank auf in Frage kommende Giftsubstanzen und Giftpflanzen durchsuchen. CliniTox umfasst zurzeit Daten zu Kleintieren, Zoo- und Heimtieren, Geflügeln, Vögeln sowie Wiederkäuern, Schweinen und Pferden.

Die Giftpflanzendatenbank enthält Daten zu über 200 Giftpflanzen und beinhaltet neben veterinärmedizinischen Informationen auch Angaben über die Botanik, sowie Bilder der verschiedenen Pflanzen. Die Pflanzen können sowohl nach botanischen Merkmalen als auch nach wissenschaftlichen Namen sowie den gebräuchlichen deutschen, französischen, italienischen und englischen Namen gesucht werden.

2.1.4 Programm zur Simulation des Wirkspiegelverlaufes

Im Jahr 2004 wurde, im Rahmen einer Dissertation, ein Programm entwickelt, welches den Konzentrationsverlauf von verschiedenen Substanzen simuliert. Zurzeit kann das Simulationsprogramm für 6 Wirkstoffe angewendet werden.

3 Zielsetzung

In der vorliegenden Dissertation wird eine Übersicht über die veterinärmedizinisch wichtigen Lokalanästhetika und Muskelrelaxantien gegeben. Dem praktizierenden Tierarzt werden so Informationen zur Pharmakotherapie und zur klinischen Toxikologie zur Verfügung gestellt. Die Daten wurden aus Fachbüchern und Publikationen entnommen, bewertet und in die verschiedenen Rubriken der Datenbank eingegeben. Der Benutzer kann die Angaben jederzeit verifizieren, da jede Information mit der entsprechenden Literaturreferenz verknüpft ist.

Folgende Substanzen wurden bearbeitet:

- **Lokalanästhetika**

    - **Aminoamide** (Bupivacain, Mepivacain, Etidocain, Ropivacain, Prilocain, Levobupivacain, Cinchocain, Articain, Butanilicain)
    - **Aminoester** (Procain, Chloroprocain, Cocain, Benzocain, Metabutethamin, Tetracain)

- **Muskelrelaxantien**

    - **zentral wirkende** (Guaifenesin)
    - **peripher wirkende**
        - **nicht depolarisierende** (Pancuronium, Vecuronium, Rocuronium, Tubocurarin, Atracurium)
        - **depolarisierende** (Succinylcholin)

Zusätzlich wurden beim in der Datenbank bereits erfassten Wirkstoff Lidocain die Rubriken Pharmakokinetik, Indikationen, Dosierungen, unerwünschte Nebenwirkungen, Toxizität und Interaktionen ergänzt.

4 Material

4.1 Hardware

Workstation

Miditower:	Intel Core Duo E8400, 3 GHz, 2 GB RAM, 160 GB HD
Betriebssystem:	Microsoft Windows XP Professional SP3
Netzwerkprotokoll:	TCP/IP

Projektserver CliniPharm

HP ProLiant ML 370:	Dual Intel Xeon QUAD Core, 3 GHz, 12 GB RAM 1 TB HD-Raid
Betriebssystem:	Vmware ESXi 3.5/Novell Netware 6.5 SP8
Netzwerkprotokolle:	TCP/IP, NFS, AFP

Drucker

Xerox DocuPrint N2125
Xerox Phaser 8550 DP

4.2 Software

Microsoft Office 2003 SP3
PARADOX 4.5 für DOS
Firefox 3.5
Microsoft Internet Explorer 8

4.3 Literaturdatenbanken

- **PubMed**

  U.S. National Library of Medicine, 8600 Rockville Pike, Bethesda, MD 20894
  Internetadresse: http://www.ncbi.nlm.nih.gov/PubMed/

- **E-Journals**

  Bibliothek Vetsuisse Fakultät Zürich
  Bibliothek Universität Zürich

5 Methoden der Datenverarbeitung

5.1 Auswahlkriterien der Wirkstoffe

Die vorliegende Dissertation befasst sich mit den Wirkstoffgruppen Lokalanästhetika und Muskelrelaxantien. Die Liste der veterinärmedizinisch relevanten Wirkstoffe wurde mit Hilfe von Fachbüchern erstellt. Wirkstoffe, welche häufig in der tierärztlichen Praxis verwendet werden, d.h. für welche Dosierungen existieren, wurden bevorzugt. Einige der aufgelisteten Wirkstoffe sind in der Schweiz als Tierarzneimittel nicht zugelassen, können aber im Ausland bestellt werden oder sind als Humanarzneimittel erhältlich.

5.2 Datenerhebung

In einem ersten Schritt wurde für jeden Wirkstoff nach verwendbarer Literatur gesucht. Die Daten wurden aus relevanten pharmakologischen und klinischen Fachbüchern und aus Publikationen entnommen. Im Internet wurde hauptsächlich über die Literaturdatenbank PubMed nach informativen Publikationen gesucht. Neben englischen Publikationen in Journals wurden teilweise auch deutschsprachige Texte verwendet. Die Informationen zu den chemischen Eigenschaften der Wirkstoffe wurden dem Merck Index und der Internetdatenbank ChemIDplus (http://sis.nlm.nih.gov/chemical.html) entnommen.

5.3 Priorisierung und Evaluation der Daten

Der nächste Schritt beinhaltete die Priorisierung und die Bewertung der veterinärmedizinisch relevanten Informationen aus den gesammelten Publikationen. Die Daten wurden folgenden Rubriken zugeordnet:

- Chemie
- Pharmakologie
- Pharmakokinetik
- Indikationen
- Dosierungen
- Kontraindikationen
- Unerwünschte Wirkungen
- Toxizität
- Interaktionen

Informationen, welche in der Literatur mehrmals vorhanden waren, wurden stärker gewichtet als einzelne Publikationen. Lagen über einen Wirkstoff nur wenig veterinärmedizinische Daten vor, wurden ergänzend Publikationen aus der Humanmedizin verwendet.

5.4 Aufbau der Literaturdatenbank

Jede verwendete Publikation aus Journals oder Fachbüchern wurde in die Literaturdatenbank des Projektes CliniPharm eingegeben und dort einer Referenznummer zugeteilt. Die Referenz kann über einen Link angewählt werden: der Benutzer wird dann auf die Seite mit der vollständigen Literaturangabe und dem dazugehörigen „Abstract" weitergeleitet. Beim Erstellen des Textes musste somit jede Aussage nur noch mit der entsprechenden Referenznummer versehen werden.

5.5 Dateneingabe und Formatierung

In einem ersten Schritt wurden die evaluierten Daten der einzelnen Wirkstoffe in einem Worddokument erfasst und später unter der entsprechenden Rubrik in das Datenbankprogramm „Paradox" eingegeben (*Abbildung 1*). Im Worddokument wurden bereits alle Formatierungs-Tags erfasst, um die verschiedenen Formatierungen wie Titel, Literaturreferenzen, Fett- und Kursivschrift usw. ins "Paradox" zu übertragen. Die im „Paradox" erfassten Daten können in ein HTML-Dokument (*Abbildung 2*) zur Darstellung als Webseite exportiert werden. Zu Korrekturzwecken können die Texte im Datenbankprogramm „Paradox" ebenfalls als Word-Dokument (*Abbildung 3*) dargestellt werden. Auch bei dieser Konvertierung werden die Formatierungs-Tags interpretiert und die Verlinkung mit den entsprechenden Literaturreferenzen läuft automatisch ab.

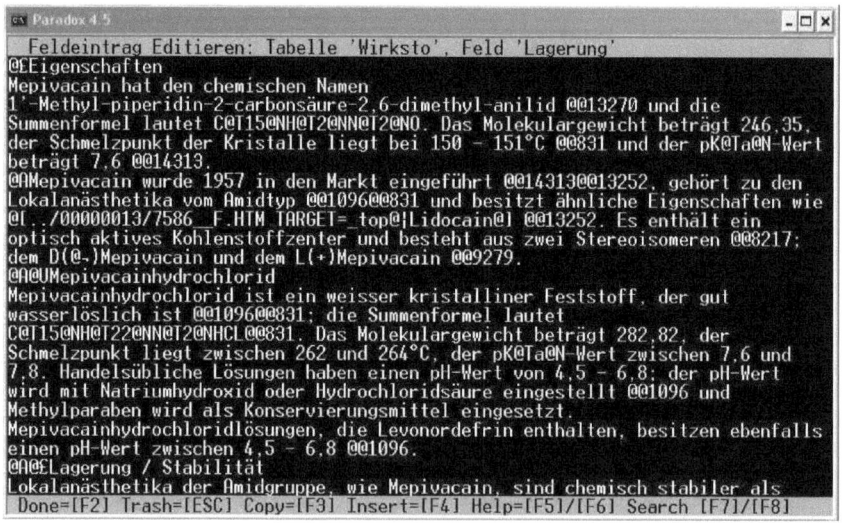

Abbildung 1 Ausschnitt des Wirkstoffs Mepivacain in der Rubrik "Chemie" des Datenbankprogramms „Paradox". Dieser Text beinhaltet alle Formatierungs-Tags und kann in ein HTML-Dokument (*Abbildung 2*) oder in ein Word-Dokument (*Abbildung 3*) exportiert werden.

Bedeutung der Formatierungs-Tags:

@£	erzeugt einen Titel für die Hauptrubrik
@U	erzeugt einen Titel für die Unterrubrik
@A	erzeugt 4 Punktabstände vor dem entsprechenden Absatz
@T	Tiefstellen des Textes
@F	Fettschrift des Textes
@N	Normalschrift des Textes
@@11479	Literaturreferenz

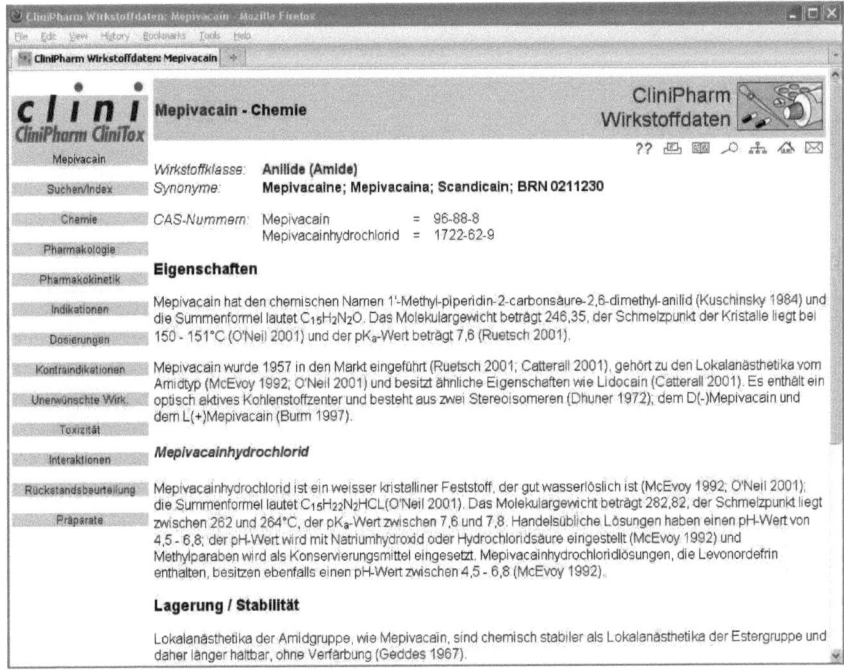

Abbildung 2 Derselbe Text aus der Abbildung 1 ist hier als HTML-Dokument dargestellt. Die Befehlssequenzen werden in entsprechende Formatierungen umgesetzt.

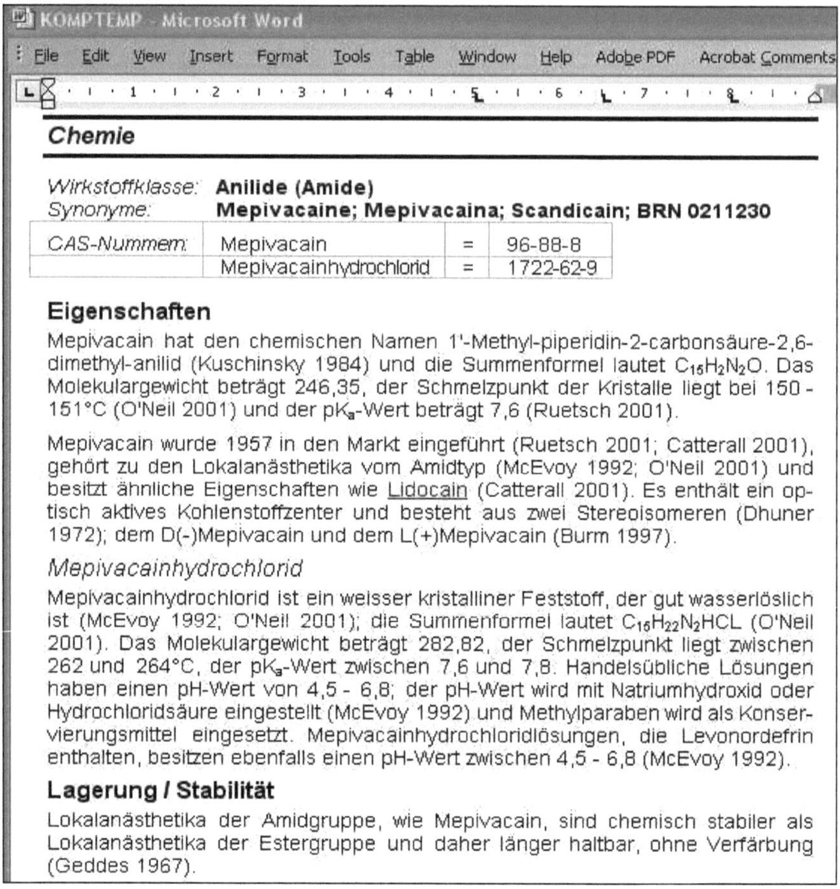
KOMPTEMP - Microsoft Word

File Edit View Insert Format Tools Table Window Help Adobe PDF Acrobat Comments

Chemie

Wirkstoffklasse:	**Anilide (Amide)**		
Synonyme:	**Mepivacaine; Mepivacaina; Scandicain; BRN 0211230**		
CAS-Nummern:	Mepivacain	=	96-88-8
	Mepivacainhydrochlorid	=	1722-62-9

Eigenschaften

Mepivacain hat den chemischen Namen 1'-Methyl-piperidin-2-carbonsäure-2,6-dimethyl-anilid (Kuschinsky 1984) und die Summenformel lautet $C_{15}H_2N_2O$. Das Molekulargewicht beträgt 246,35, der Schmelzpunkt der Kristalle liegt bei 150 - 151°C (O'Neil 2001) und der pK_a-Wert beträgt 7,6 (Ruetsch 2001).

Mepivacain wurde 1957 in den Markt eingeführt (Ruetsch 2001; Catterall 2001), gehört zu den Lokalanästhetika vom Amidtyp (McEvoy 1992; O'Neil 2001) und besitzt ähnliche Eigenschaften wie Lidocain (Catterall 2001). Es enthält ein optisch aktives Kohlenstoffzenter und besteht aus zwei Stereoisomeren (Dhuner 1972); dem D(-)Mepivacain und dem L(+)Mepivacain (Burm 1997).

Mepivacainhydrochlorid

Mepivacainhydrochlorid ist ein weisser kristalliner Feststoff, der gut wasserlöslich ist (McEvoy 1992; O'Neil 2001); die Summenformel lautet $C_{15}H_{22}N_2HCL$ (O'Neil 2001). Das Molekulargewicht beträgt 282,82, der Schmelzpunkt liegt zwischen 262 und 264°C, der pK_a-Wert zwischen 7,6 und 7,8. Handelsübliche Lösungen haben einen pH-Wert von 4,5 - 6,8; der pH-Wert wird mit Natriumhydroxid oder Hydrochloridsäure eingestellt (McEvoy 1992) und Methylparaben wird als Konservierungsmittel eingesetzt. Mepivacainhydrochloridlösungen, die Levonordefrin enthalten, besitzen ebenfalls einen pH-Wert zwischen 4,5 - 6,8 (McEvoy 1992).

Lagerung / Stabilität

Lokalanästhetika der Amidgruppe, wie Mepivacain, sind chemisch stabiler als Lokalanästhetika der Estergruppe und daher länger haltbar, ohne Verfärbung (Geddes 1967).

Abbildung 3 *Der gleiche Text aus Abbildung 1. Auch hier im Word-Dokument werden die Formatierungs-Tags umgesetzt.*

Darstellung einer Literaturreferenz

Jeder Literaturreferenz wird eine Nummer zugeteilt. Diese Referenznummer ist in der Literaturdatenbank mit der entsprechenden Referenz verknüpft. Im HTML-Format wird die Referenz als Link dargestellt (*Abbildung 4*). Durch das Anklicken des Links (hier z.B. Skarda 1984) wird man zur entsprechenden Literaturreferenz weitergeleitet, welche Angaben zu Autor und Ausgabe sowie eine Zusammenfassung beinhaltet (*Abbildung 5*).

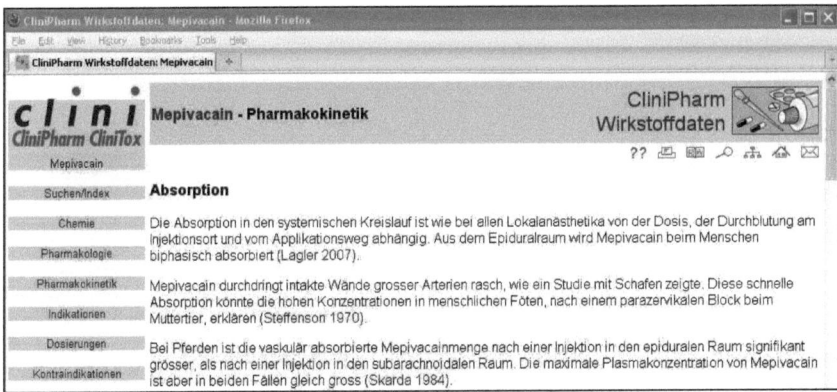

Abbildung 4   Verschiedene Literaturreferenzen in einem HTML-Dokument

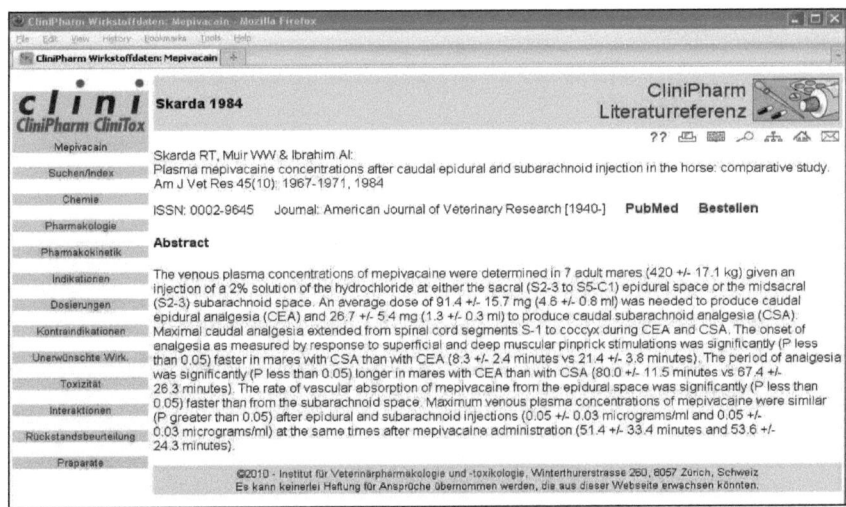

Abbildung 5   Nach Anwählen des Links Skarda 1984 werden im HTML-Dokument zusätzliche Informationen über diese Referenz angezeigt.

Links in den Textfeldern

Ein Link zu einem anderen Wirkstoff oder einer bestimmten Rubrik eines Wirkstoffes wird durch eine spezielle Befehlssequenz (Abbildung 6) eingegeben. Nach dem Export aus der Datenbank „Paradox" in das HTML-Format wird das Wort "Bupivacain" als Link (Abbildung 7) angezeigt. Nach Anwählen des Links wird man direkt auf die entsprechende Seite weitergeleitet.

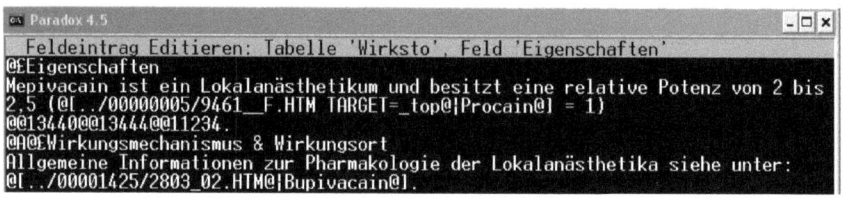

Abbildung 6   In der Datenbank wird als Link die Befehlssequenz @[../00001425/2803_02.htm@¦Bupivacain@] eingegeben.

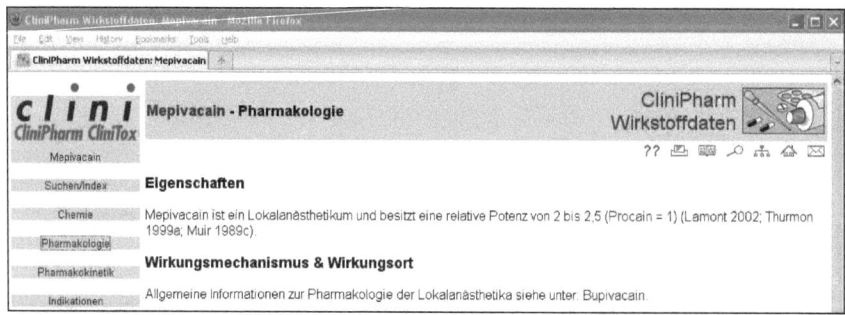

Abbildung 7   Im HTML-Dokument wird das Wort "Bupivacain" als Link dargestellt.

5.6 Eingabe von Dosierungsempfehlungen

Die Dosierungsangaben werden mittels eines genau definierten Schemas eingetragen. Dadurch kann später anhand von verschiedenen Parameter (multiparametrische Suche) nach den gewünschten Informationen gesucht werden. Die Vorlage beinhaltet folgende Parameter: Wirkstoffderivat, Spezies, Alter, Applikationsart und Geschlecht.

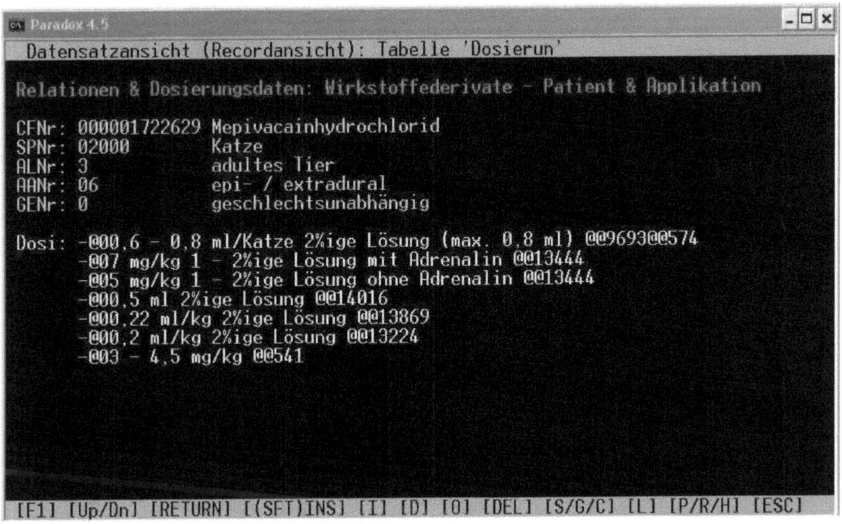

Abbildung 8   Erfassungsmaske der speziellen Dosierungsangaben in der Datenbank "Paradox"

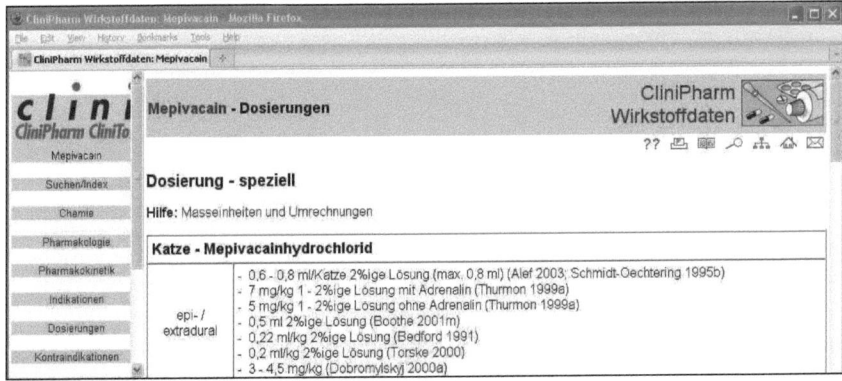

Abbildung 9   Darstellung der spezielle Dosierungsangaben im HTML-Format

5.7 Multiparametrische Suchfunktionen

Die multiparametrische Suche erlaubt es dem Anwender, Wirkstoffe mittels verschiedener Parameter zu suchen. Diese Suchfunktion beinhaltet folgende Bereiche:

- Therapeutische Einteilung
- Spezies
- Alter
- Geschlecht
- Applikationsart
- Wirkstoffklasse

Die verschiedenen Wirkstoffe werden bei der Erfassung anhand der Indikationen in die entsprechenden therapeutischen Gruppen eingeteilt. Um die multiparametrische Suchfunktion zu ermöglichen, werden zusätzlich die Daten zur Dosierung nach einem speziellen Raster erfasst.

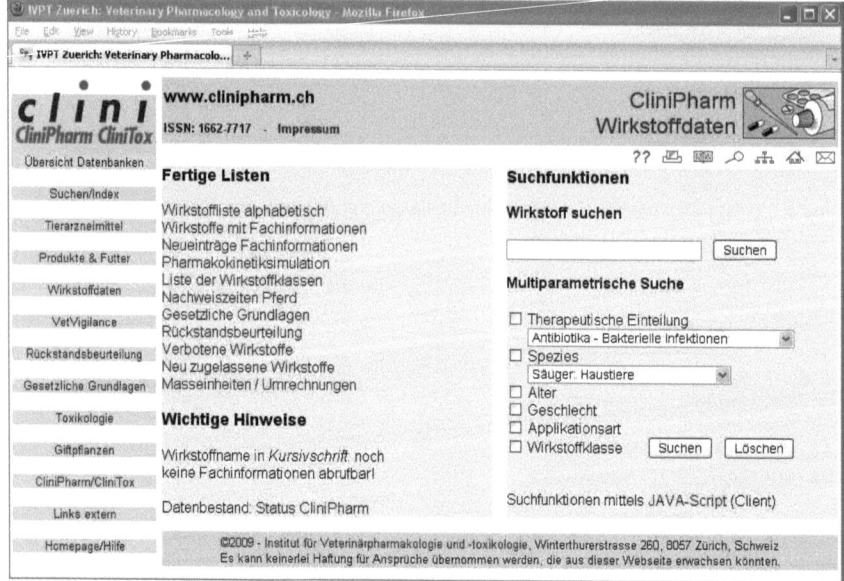

Abbildung 10 Auf der Startseite der Wirkstoffdatenbank ist rechts die Suchfunktion platziert. Durch die Eingabe von einem oder mehreren Parametern kann eine gezielte Suche durchgeführt werden.

6 Wirkstoffgrundlagen

6.1 Lokalanästhetika

In den Blättern des Strauches *Erythroxylum coca*, welcher in den Anden auf einer Höhe von 1'000 bis 3'000 m wächst, wird das Alkaloid Cocain gebildet. Einwohner des peruanischen Hochlandes kauen diese Blätter, welche einen Zustand des Wohlbefindens auslösen (Heavner, 1996). Das reine Alkaloid wurde 1860 von Niemann isoliert; die Verbindung wurde aber bis 1884 klinisch nicht genutzt. Erst nach einer allgemeinen Publikation von Sigmund Freud und Karl Koller wurde bekannt, dass Cocain eine lokalanästhetische Wirkung besitzt und weitere Studien folgten. 1905 wurde von Einhorn das erste synthetische Lokalanästhetikum Procain hergestellt (Lamont, 2002).

Die allgemeine chemische Struktur eines Lokalanästhetikums besteht aus drei Teilen: dem hydrophilen Ende, dem lipophilen Ende und der dazwischenliegenden Kohlenwasserstoffkette (Lamont, 2002). Basierend auf der Struktur dieser Kohlenwasserstoffkette und derer Verbindung zur aromatischen Gruppe (Heavner, 1996) werden Lokalanästhetika in zwei chemische Gruppen eingeteilt: Aminoamide und Aminoester (Catterall et al, 2001).

6.1.1 Wirkungsmechanismus

Die akzeptierteste Theorie ist (Skarda et al, 2007), dass der Wirkungsmechanismus der Lokalanästhetika auf einer reversiblen Senkung der Permeabilität der Nervenfasern für Natriumionen (Butterworth et al, 1990) und, in höheren Konzentrationen, für Kaliumionen beruht (Löscher, 1999).

Nach einer Injektion in das Gewebe liegen bei einem physiologischen pH-Wert (7,4) nur 3 – 20 % eines Lokalanästhetikums in unionisierter Form vor. Dieser lipidlösliche Anteil kann ins Gewebe diffundieren und den Wirkungsort, die Innenseite der Nervenfasermembran, erreichen (Biel, 2005).

Lokalanästhetika bewirken eine Leitungsblockade, indem sie die spannungsabhängigen Natriumkanäle in der Nervenzellmembran hemmen (Lamont, 2002). Diese bestehen aus vier homologen Domänen, welche jeweils 6 α-helikale Transmembransegmente enthalten. Das vierte Segment jeder Domäne enthält eine Abfolge positiv geladener Aminosäurereste und bildet den Spannungssensor des Proteins. Die natriumleitende Pore wird von Aminosäuren des sechsten Segments, sowie der davor liegenden Schleife („pore loop") gebildet *(Abbildung 11)*. Lokalanästhetika treten in ihrer ionisierten Form mit den Aminosäuren (Phenylalanin und Tyrosin) im sechsten Segment der vierten Domäne in Wechselwirkung und blockieren so den Einstrom von Natriumionen (Biel, 2005).

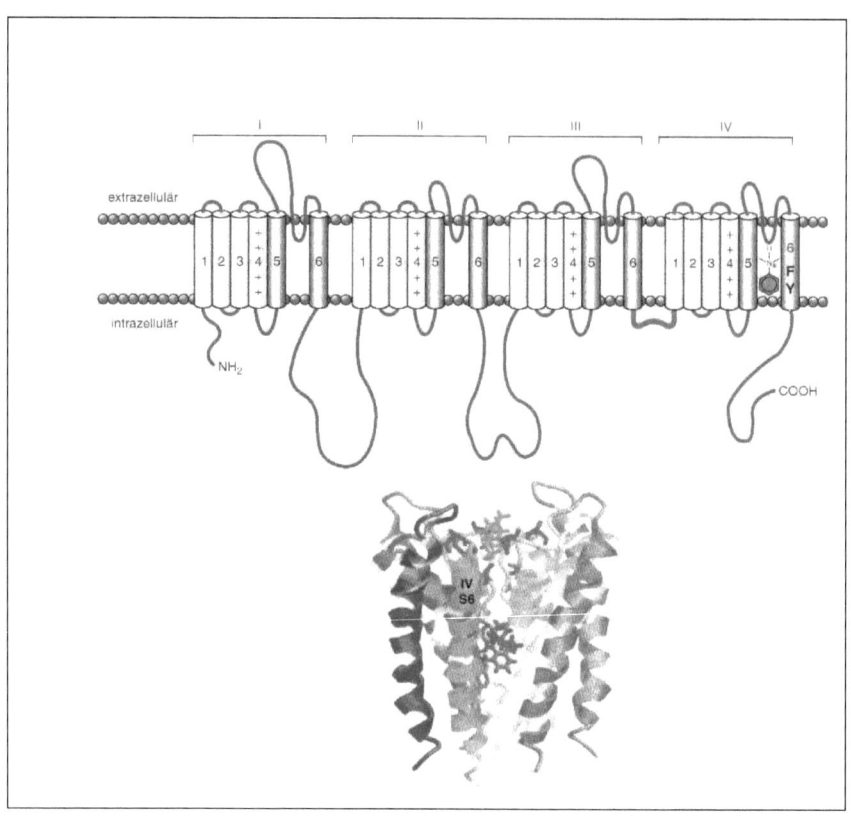

Abbildung 11 Spannungsabhängiger Natriumkanal: Wirkungsort der Lokalanästhetika (Biel, 2005)

Die meisten Lokalanästhetika binden bei geschlossenen Kanälen mit höherer Affinität an jene im inaktivierten Zustand als an solche im ruhenden Zustand (Skarda, 2007). Lokalsanästhetika binden an den spezifischen Rezeptor im Kanal und interferieren so mit der Konformationsänderung des Natriumkanals: der Natriumkanal kann nicht mehr aktiviert werden (Lamont, 2002). Die Reduktion der Permeabilität der Natriumkanäle verlangsamt die Depolarisation, so dass der Grenzwert für ein Aktionspotential nicht erreicht wird und somit auch kein Aktionspotential weitergeleitet werden kann (Khursheed et al, 2001). Die Reizfortleitung der betroffenen Nervenfaser ist unterbrochen (Löscher, 1999).

Empfindlichkeit der Nervenfasertypen

Nervenfasern unterscheiden sich deutlich in ihrer Empfindlichkeit gegenüber einer Lokalanästhetikumblockade, und zwar aufgrund ihres Durchmessers und der An- oder Abwesenheit einer Myelinisation. Der Durchmesser einer Nervenfaser scheint der entscheidende Faktor im Bezug auf die Sensitivität einer Nervenfaser gegenüber einem Lokalanästhetikum zu sein (Lamont, 2002). Jedoch ist zu beachten, dass myelinisierte Nervenfasern schneller als unmyelinisierte mit dem gleichen Durchmesser blockiert werden (Khursheed et al, 2001). Kleinere nicht myelinisierte Fasern werden vorzugsweise blockiert, weil die kritische Länge, über welche ein Impuls passiv verbreitet werden kann, kürzer ist. Bei myelinisierten Nerven sollte die minimale Lokalanästhetikumkonzentration, um die elektrische Fortleitung über ein Axon zu blockieren, hoch genug sein, dass drei aufeinanderfolgende Ranvier'sche Knoten blockiert werden. Die Blockade von Fasern mit kürzeren internodalen Abständen ist somit begünstigt (Lamont, 2002).

6.1.2 Pharmakokinetik

Absorption

Die Absorptionsrate von Lokalanästhetika wird vor allem von den chemischen und pharmakologischen Eigenschaften des spezifischen Wirkstoffes (Stärke der Vasodilatation, welche von einem Lokalanästhetikum verursacht wird), der insgesamt applizierten Dosis, der Verabreichungsart, der Anwesenheit eines Vasokonstriktors und der regionalen Durchblutung an der Injektionsstelle beeinflusst (Khursheed et al, 2001). Werden Lokalanästhetika in eine gut vaskularisierte Stelle injiziert, erhöht sich die Absorptionsrate am Injektionsort und die Wirkungsdauer verkürzt sich (Heavner, 1996).

Verteilung

Nach lokaler Applikation hängt die Verteilung eines Lokalanästhetikums vom Volumen der Injektionslösung, und von der Beschaffenheit des Gewebes, zum Beispiel der Proteinbindung (Lamont, 2002) ab (Heavner, 1996). Zudem kann der pH-Wert einer Lokalanästhetikumlösung die lokale Verteilung beeinflussen. Ein erhöhter pH-Wert ergibt eine grössere Menge ungeladener Moleküle in der Lösung und dies verursacht einen schnelleren Wirkungseintritt, da die ungeladenen Basen schneller zum Zielort gelangen (Thurmon et al, 1999). Im entzündeten oder infizierten Gewebe ist der pH-Wert um einiges tiefer als der physiologische pH-Wert von intaktem Gewebe; es diffundieren weniger freie Basen in die Nervenmembran und die Wirkung des Lokalanästhetikums ist verringert (Löscher, 2003).

Metabolismus

Aminoamide und Aminoester werden im Körper unterschiedlich metabolisiert. Lokalanästhetika vom Estertyp werden primär von der Plasmapseudocholinesterase hydrolysiert, während Aminoamide weitgehend oder ausschliesslich in der Leber enzymatisch abgebaut werden (Werner, 2002).
Die Leber spielt eine wichtige Rolle im Metabolismus der Lokalanästhetika. Sie ist der Entstehungsort der Plasmacholinesterase, welche die Esterverbindungen der Aminoester trennt und bildet das Enzym Oxidase, welches an verschiedenen Stellen in den Metabolismus der Aminoamide eingreift (Heavner, 1996).
Da die Aminoamide in der Leber enzymatisch abgebaut werden, verlängern Insuffizienzen der hepatischen Funktion und/oder des hepatischen Blutflusses die Clearance und können das Risiko möglicher Nebenwirkungen erhöhen (Khursheed et al, 2001).
Auch die Metaboliten können pharmakologische und toxikologische Wirkungen zeigen (Hall et al, 2001a).

Elimination

Aminoamide werden hauptsächlich über die Nieren ausgeschieden. Die renale Clearance ist umgekehrt proportional zum Proteinbindungsvermögen der Aminoamide und zum pH-Wert des Urins. Die Exkretion über den Harn erfolgt über eine nicht-ionische Diffusion (Hall et al, 2001a). Da die meisten Lokalanästhetika alkalische Aminoradikale enthalten, ist die Ausscheidung über sauren Urin am höchsten. Im alkalischen Urin ist die renale Elimination somit verzögert, weil der Wirkstoff teilweise reabsorbiert wird (Khursheed et al, 2001).
Die Metaboliten der Aminoester werden entweder direkt mit dem Urin ausgeschieden (Lamont, 2002) oder noch weiter metabolisiert (Khursheed et al, 2001).

6.1.3 Indikationen

Oberflächenanästhesie

Bei der topischen Anästhesie wird das Lokalanästhetikum auf die Haut oder Schleimhaut appliziert. Nachdem der Wirkstoff zu den Nervenendigungen diffundiert ist, erfolgt ein Verlust der Sensitivität der Haut oder Schleimhaut (Werner, 2002). Lokalanästhetika können auf Schleimhäuten des Auges, der Nase und des Mundes oder via Thoraxdrain intrapleural (Hall et al, 2001c) verwendet werden. Auf intakter Haut sind die meisten Lokalanästhetika unwirksam, da die Epidermis eine Penetration verhindert (Khursheed et al, 2001). Oberflächenanästhesien sind auch bei Hautverletzungen möglich. Besonders bei grösseren Hautverletzungen besteht aber die Gefahr resorptiver Nebenwirkungen (Werner, 2002).

Infiltrationsanästhesie

Die Infiltrationsanästhesie ist die wahrscheinlich meist verwendete Methode einer Regionalanästhesie und besteht aus zahlreichen subkutanen Injektionen kleiner Volumina in das Zielgewebe (Khursheed et al, 2001). Durch Diffusion werden Nervenendigungen in der Subkutis und kleinere Nervenstämme ausgeschaltet (Werner, 2002). Einsatzgebiete sind Hautbiopsien, Schnittlinieninfiltrationen (z.b. Kaiserschnitt), Entfernung kleiner, oberflächlicher Umfangsvermehrungen wie Warzen oder dermale und subkutane Tumoren, sowie die Anwendung bei der Behandlung von oberflächlichen Lazerationen (Erhardt et al, 2004a). Ebenso kann diese Technik bei der invasiven Diagnostik verwendet werden (Lemke et al, 200).

Intraartikuläre Blockade

Lokalanästhetika können auch intraartikulär (oder in eine Sehnenscheide) (Hall et al, 2001a) injiziert werden, um beispielsweise eine Lahmheitdiagnose (v.a. beim Pferd) zu erleichtern. Diese Technik kann auch vor und nach einem chirurgischen Eingriff (z.B. Arthroskopie) verwendet werden (Khursheed et al, 2001).

Leitungsanästhesie (periphere Nervenblockade)

Die periphere Nervenblockade wird durch eine Injektion in unmittelbarer Nähe eines einzelnen peripheren Nerven oder eines Nervenplexus erzielt (Khursheed et al, 2001), dessen Innervationsgebiet damit vollständig ausgeschaltet wird (Werner, 2002).
Bei der Leitungsanästhesie sind meist geringere Mengen an Lokalanästhetikum notwendig als bei der Infiltrationsanästhesie; was auch die Gefahr einer Intoxikation reduziert. Vor allem für Leitungsanästhesien der aus den Foramina austretenden Nerven am Kopf sollte man geringe Injektionsvolumina verwenden (Erhardt et al, 2004a). Bei Bulbusexstirpationen bei Katzen empfiehlt sich die zirkuläre Blockade am Grunde der Orbita (Alef et al, 2003).

Intravenöser Block

Die intravenöse Regionalanästhesie kann für Operationen an Extremitäten genutzt werden. Bei dieser Methode wird die Extremität mit einem Tourniquet gestaut und das Lokalanästhetikum unterhalb dieser Stauung in eine möglichst distal gelegene Vene injiziert (Erhardt et al, 2004a). Es sollten Lokalanästhetika mit einer möglichst geringen systemischen Toxizität verwendet werden (Lüllmann et al, 1999).

6.1.4 Anwendungssicherheit und Kontraindikationen

Lokalanästhetika sollten bei Erkrankungen, wie Hypovolämie, Blutgerinnungsstörungen, akuter Herzinsuffizienz und schwerer Bradykardie, sowie Polyneuritis und Epilepsie nur mit Vorsicht eingesetzt werden (Maddison et al., 2002, Burgis E, 2002). Bei zentralen und peripheren neurologischen Erkrankungen ist die Verwendung von Lokalanästhetika kontraindiziert. Zudem sollten Lokalanästhetika nicht bei Allgemeinerkrankungen wie systemischen Infektionen oder Infektionen am Anwendungsort verabreicht werden. Bei Schockzuständen ist auf eine vorherige Stabilisation zu achten (Maddison er al., 2002).

6.1.5 Unerwünschte Wirkungen

Lokale Nebenwirkungen

Wenn Lokalanästhetika sorgfältig verwendet werden, entstehen selten Gewebeschäden (Khursheed et al, 2001). Besonders in höheren Konzentrationen können jedoch alle Lokalanästhetika neurotoxisch wirken (Skarda, 2007).

6.1.6 Toxizität

Aufgrund der pharmakologischen Wirkungen kann es relativ leicht zu Intoxikationen kommen. Häufige Ursachen für Intoxikationen sind versehentliche intravasale Injektionen infolge mangelhafter Injektionstechnik, lokale Injektionen von zu hoch konzentrierten Lösungen (v.a. kleine Tiere) oder abnorme Resorptionsverhältnisse am Applikationsort (Löscher, 2003).

Unruhe und Muskelzittern sind üblicherweise die ersten Anzeichen einer Überdosierung. Des Weiteren können generalisierte Krämpfe, Bewusstlosigkeit und ein Atemstillstand auftreten (Lamont, 2002).

ZNS

ZNS-Symptome treten meist vor kardiovaskulären Symptomen auf (Heavner, 1996). Lokalanästhetika penetrieren nach einer versehentlichen intravenösen Injektion rasch die Blut-Hirn-Schranke und wirken im Gehirn zuerst stimulierend durch Hemmung inhibitorischer Neurone (Löscher, 1999). Auf die zentrale Stimulation folgt mit steigender Konzentration durch den Ausfall exzitatorischer Neurone eine Depression mit Koma und zentraler Atemlähmung (Biel, 2005). Bei versehentlicher rascher Injektion von hohen Dosen kann sofort eine generelle zentrale Lähmung ohne vorausgehendes Erregungsstadium eintreten (Khursheed et al, 2001).

Epileptiker weisen keine erhöhte Empfindlichkeit gegenüber Lokalanästhetika auf. Lokalanästhetika besitzen eine antikonvulsive Wirkung und wurden in tiefer Dosierung sogar verwendet um Grand Mal Krämpfe zu stoppen (Heavner, 1996).

Kardiovaskuläres System

Lokalanästhetika können schwere kardiovaskuläre Veränderungen durch direkte kardiale und periphere vaskuläre Wirkungen, und durch indirekte Leitungsblockaden autonomer Nervenfasern, verursachen (Heavner, 1996). Hoch lipidlösliche, stark proteingebundene und hoch potente Lokalanästhetika sind am stärksten kardiotoxisch, wie verschiedene *in-vitro* Studien an isolierten Säugetierherzen zeigten (Heavner, 2002). Die kardiovaskulären Intoxikationserscheinungen sind kennzeichnet durch negative Chronotropie, negative

Dromotropie, negative Bathmotropie und negative Inotropie (Biel, 2005). Die antiarrhythmische Wirkung von einigen Lokalanästhetika wird teilweise therapeutisch angewendet (z.B. Lidocain) (Löscher, 1999).
Die Folge von erniedrigter Erregbarkeit, Leitungsgeschwindigkeit und Kontraktionskraft kann ein Kreislaufversagen sein, das durch die vasodilatatierende Wirkung der Lokalanästhetika noch verstärkt wird (Biel, 2005).

6.1.7 Interaktionen

Bei gleichzeitiger Verabreichung von Barbituraten besteht die Gefahr, dass die atemdepressive Wirkung der Lokalanästhetika verstärkt wird (Löscher, 2003). Eine Prämedikation mit bestimmten Wirkstoffen (z.B. Diazepam) kann den Schwellenwert für Konvulsionen erhöhen (Heavner, 1996).
Lokalanästhetika können die Wirkungsdauer von depolarisierenden und nicht-depolarisierenden Muskelrelaxantien verlängern (Hall et al, 2001a).

6.2 Peripher wirkende Muskelrelaxantien

Muskelrelaxantien werden wie folgt unterteilt (Erhardt et al, 2004b):
- Peripher wirkende Muskelrelaxantien
    - Nichtdepolarisierende (kompetitive) Muskelrelaxantien: Tubocurarin, Pancuronium, Atracurium, Rocuronium, Vecuronium
    - Depolarisierende Muskelrelaxantien: Succinylcholin
- Zentral wirkende Muskelrelaxantien: Guaifenesin

6.2.1 Wirkungsmechanismus

Nicht depolarisierende und depolarisierende Muskelrelaxantien wirken an der neuromuskulären Endplatte (Martinez et al, 2007). Peripher wirkende Muskelrelaxantien können die Impulsübertragung unterschiedlich beeinflussen: entweder durch Blockade der Acetylcholinrezeptoren (nicht depolarisierende Muskelrelaxantien) (Erhardt et al, 2004b), wobei die Wirkstoffe keine direkte intrinsische Aktivität besitzen (Löscher, 2002), oder durch eine Acetylcholin-ähnliche Wirkung, welche einer Dauerdepolarisation auslöst (depolarisierende Muskelrelaxantien) (Erhardt et al, 2004b). Die Wirkung wird über nikotinerge Rezeptoren vermittelt. Diese befinden sich auf der postsynaptischen (Starke, 2005) und präsynaptischen Membran, sowie auch an autonomen Ganglien (Martinez, 2007).

Nicht depolarisierende Muskelrelaxantien
Nicht depolarisierende Muskelrelaxantien werden wie folgt unterteilt:
- Aminosteroide (Pancuronium, Vecuronium, Rocuronium)
- Benzylisochinoline (Atracurium)

Die nicht depolarisierenden Muskelrelaxantien wie Curare und seine Derivate wirken durch Blockade der nikotinergen Acetylcholinrezeptoren. Sie erzeugen einen Phase-II-Block (Paralyse ohne initiale Depolarisation der motorischen Endplatte), der durch Konkurrenz des nicht depolarisierenden Muskelrelaxans mit Acetylcholin am Rezeptor zustande kommt (Erhardt et al, 2004b). Wenn nur eine der beiden α-Untereinheiten eines Rezeptors mit dem Antagonisten besetzt ist, wird die Aktivierung durch Acetylcholin verhindert (Boeckh et al, 2002) und somit auch keine intrinsische Aktivität durch die Bindung ausgelöst (Löscher, 2006). Das Endplattenpotential wird so zu klein, um ein Aktionspotential auszulösen (Starke, 2005). Etwa 75% der Nikotinrezeptoren müssen für eine merkliche Wirkung blockiert sein (Karis et al, 1971). Ein vollständiger neuromuskulärer Block erfordert eine ungefähr 95%ige Blockierung der Rezeptoren (Hunter, 1995).

Depolarisierende Muskelrelaxantien (Succinylcholin)
Succinylcholin aktiviert nikotinerge Rezeptoren in der neuromuskulären Endplatte und verdrängt den physiologischen Transmitter Acetylcholin kompetitiv (Burgis, 2002). Im Gegensatz zu Acetylcholin wird Succinylcholin im synaptischen Spalt nicht durch Acetylcholinesterasen abgebaut (Martinez, 2007), weshalb die Ionenkanäle offen bleiben und keine Repolarisation auftritt (Mc Leay, 2004). Die verursachte Depolarisation dauert somit länger als jene ausgelöst durch Acetylcholin (Erhardt et al, 2004b). Dies resultiert in einer kurzen Periode repetitiver Exzitationen, welche vor der Ausbildung einer Paralyse Muskelfaszikulationen verursachen können. Die andauernde Depolarisation (Phase-I-Block) verursacht eine Unerregbarkeit der motorischen Endplatte und bewirkt eine schlaffe Paralyse (Phase-II-Block). Der exakte Mechanismus des Phase-II-Blockes wird noch nicht genauer verstanden. Wahrscheinlich verursacht der langandauernde Kontakt des Agonisten Succinylcholin an die cholinergen Rezeptoren entweder eine Desensibilisierung der Rezeptoren oder eine Kanalblockade oder eine Kombination von beidem (Martinez, 2007).
Bei Vögeln sind Muskelfasern mehrfach innerviert und die Reaktion auf eine Nervenstimulation ist nicht eine Muskelzuckung, sondern eine sich langsam entwickelnde anhaltende Kontraktion (Pugh, 1991). Succinylcholin verursacht bei Vögeln eine spastische Paralyse des ganzen Körpers (Hall et al, 2001b).

6.2.2 Pharmakokinetik

Absorption

Nicht depolarisierende Muskelrelaxantien
Neuromuskuläre blockierende Wirkstoffe werden aufgrund ihrer hohen Polarität kaum aus dem Magen-Darm-Trakt resorbiert. Ein mit Curare erlegtes Tier kann deshalb verzehrt werden (Burgis, 2002).

Verteilung

Nicht depolarisierende Muskelrelaxantien
Wegen ihrer Lipophobie dringen Muskelrelaxantien bei ihrer Verteilung kaum in die Zellen ein. Ihr Verteilungsvolumen entspricht annähernd demjenigen des Extrazellulärraums (Starke, 2005). Nur geringe Mengen der nicht depolarisierenden Muskelrelaxantien passieren die Blut-Hirn-Schranke und verursachen dabei keine klinisch erkennbaren Veränderungen (Erhardt et al, 2004b).

Metabolismus

Nicht depolarisierende Muskelrelaxantien
Tubocurarin wird kaum metabolisiert (Starke, 2005). Aminosteroide, wie zum Beispiel Vecuronium, enthalten eine Estergruppe (Taylor, 2001) und werden unter anderem durch Esterhydrolyse abgebaut (Starke, 2005). Atracurium wird einerseits durch Esterspaltung und andererseits durch die nicht-enzymatische (Starke, 2005) bei Körpertemperatur und physiologischem pH-Wert spontan ablaufende Hofmann-Elimination abgebaut (Martinez, 2007); dabei wird die N-C-Verbindung am quarternären Stickstoff gespalten (Lee, 2001).

Depolarisierende Muskelrelaxantien (Succinylcholin)
Succinylcholin wird im Plasma schnell durch die Plasmacholinesterasen abgebaut (Hall et, 2001b). Dabei entstehen Cholin und Succinylmonocholin; Succinylmonocholin wird weiter in Bernsteinsäure und Cholin hydrolysiert (Lumb, 1972).

Elimination

Nicht depolarisierende Muskelrelaxantien
Tubocurarin wird praktisch unverändert über Galle und Urin ausgeschieden (Erhardt et al, 2004b). Aminosteroide werden hauptsächlich über die Nieren (Martinez, 2007) und ein kleiner Teil über die Galle ausgeschieden (Spence, 2002). Atracurium wird aufgrund der Hofmann-Elimination und der Esterspaltung nur in Form von Metaboliten mit dem Urin und der Galle ausgeschieden (Jones, 1985).

Depolarisierende Muskelrelaxantien (Succinylcholin)
Ein Teil des verabreichten Succinylcholins wird über die Nieren ausgeschieden und der Rest verteilt sich im Gewebe (Nordgren, 1984). Die Elimination im Gewebe erfolgt langsamer als im Plasma (Cullen, 1996).

Wirkungseintritt

Reihenfolge der Muskellähmung unter ansteigender Muskelrelaxantienkonzentration beim Säugetier (Paddleford, 1992).

- Augenlider
- Akkomodationsstörungen (Augenmuskulatur)
- Schielen (Augenmuskulatur)
- Kiefermuskulatur

- Larynx-Pharynx
- Hals-Rücken-Muskulatur
- Extremitäten
- Interkostalmuskulatur
- Zwerchfell

Reihenfolge der Aufhebung der der Muskellähmung unter abfallender Muskelrelaxantienkonzentration bei Säugetier (Paddleford, 1992).

- Zwerchfell
- Interkostalmuskulatur
- Gesichtsmuskulatur
- Hinterextremitätenmuskulatur proximal
- Vorderextremitätenmuskulatur proximal
- Rumpfmuskulatur
- Larynx
- Hinterextremitäten distal
- Vorderextremitäten distal
- Pharynx

Die Sensitivität der verschiedenen Muskelgruppen ist für die erwähnte Reihenfolge verantwortlich und bezieht sich auf die Konzentration eines Wirkstoffes, welche in der motorischen Endplatte benötigt wird, um einen spezifischen Grad einer Blockade auszulösen. Verschiedene Mechanismen scheinen für die unterschiedliche Sensitivität verantwortlich zu sein (Donati, 1988):

1. Perfusion der Muskelgruppen
    - Herzminutenvolumen
    - Dauer der Zirkulation eines Wirkstoffes im Kreislauf
    - Muskeldurchblutung
    - Entfernung des Muskels zur zentralen arteriellen Versorgung
2. Anzahl Acetylcholinrezeptoren, sowie deren Verteilung und Typ
3. Muskelfasergrösse

6.2.3 Indikationen

Muskelrelaxantien sind keine Anästhetika, sondern lediglich Anästhesiehilfsmittel. Sie bewirken eine Relaxation, aber weder eine Sedation noch eine Hypnose oder Analgesie (Erhardt et al, 2004b).

Muskelrelaxantien werden in der Veterinärmedizin eher seltener als in der Humanmedizin eingesetzt (Erhardt et al, 2004b)

1. Die Möglichkeit einer künstlichen Beatmung muss vorhanden sein (Hubbell, 1992)
2. Häufig besteht nach der Aufwach- und Rekonvaleszenzphase trotz Antagonisierung eine Myasthenie, welche das Tier in Panik versetzen kann (Erhardt et al, 2004b)

Nicht depolarisierende (und depolarisierende) Muskelrelaxantien
Am häufigsten werden neuromuskuläre Blocker in der Veterinärmedizin eingesetzt:

- Bei Augenoperationen, um den Bulbus zentral ruhig zustellen (Martinez, 2007)
- Um Bewegungen des Patienten bei heiklen neurologischen und kardialen Operationen zu vermeiden (Martinez, 2007)
- Bei sehr lang dauernden Operationen, bei denen eine optimale Muskelentspannung verlangt wird, wie zum Beispiel Einsetzen von Hüftgelenksprothesen (Erhardt et al, 2004b)
- Zur besseren Atemkontrolle bei Operationen in der Brusthöhle (Hall et al, 2001b)
- Zur Erleichterung einer Relaxation von Gelenken (Hall et al, 2001b)
- Bei Endoskopien (Hall et al, 2001b)
- Um Analgetika einzusparen (Ilkiw, 1992)
- Dass während Operationen weniger Muskelverletzungen entstehen (Ilkiw, 1992)
- Um bei Operationen (z.B. Ohrenkanal) Abwehrbewegungen zu vermeiden (Hall et al, 2001b)

6.2.4 Unerwünschte Wirkungen
Nicht depolarisierende Muskelrelaxantien
Viele nicht depolarisierende Muskelrelaxantien wirken nicht nur an nikotinergen Rezeptoren der neuromuskulären Endplatte, sondern auch an muskarinergen Rezeptoren des Herzen und an den nikotinergen Ganglienrezeptoren des autonomen Nervensystems (Martinez, 2007) von Herz, Drüsen und glatter Muskulatur (Erhardt et al, 2004b). Durch die Wirkungen am autonomen Nervensystem und/oder durch die Freisetzung von Histamin kommt es unter den gebräuchlichen nicht depolarisierenden Muskelrelaxantien zu kardiovaskulären Nebenwirkungen wie Tachykardie oder Bradykardie, Arrhythmien, Hypertonie oder Hypotonie (Starke, 2005).
Histamin wird vor allem nach Verabreichung von nicht depolarisierenden Muskelrelaxantien der Wirkstoffklasse Benzisoquinoline freigesetzt. Bei neueren nicht depolarisierenden muskulären Blockern ist die Dosis, welche eine Histaminfreisetzung bewirkt, um einiges höher (Martinez, 2007).

Depolarisierende Muskelrelaxantien (Succinylcholin)
Nach Verabreichung von Succinylcholin tritt eine vorübergehende Erhöhung der Kaliumkonzentration im Serum auf, da Kalium aus dem Zellinnern ausströmt (Spence, 2002). Eine schwerwiegende lebensbedrohliche Hyperkalämie kann bei Patienten mit Verbrennungen Trauma, Nervenverletzungen, neuromuskulären Erkrankungen, Kopfverletzungen, abdominalen Infektionen und Nierenversagen auftreten (Martinez et al, 2001).
Kardiovaskuläre Veränderungen nach Verabreichung von Succinylcholin bei Tieren sind unterschiedlich (Cullen, 1996). Succinylcholin wirkt an nikotinergen und muskarinergen

Rezeptoren und kann so vagale oder sympathische Wirkungen verursachen (Spence, 2002). Die Wirkung an sympathischen Ganglien kann die Herzfrequenz und den Blutdruck erhöhen (Galindo et al, 1962). Eine Abnahme der Herzfrequenz kann aufgrund direkter Stimulation muskarinerger Rezeptoren am Herzen oder aufgrund eines erhöhten vagalen Tonus verursacht werden (Cullen, 1996). Bei den meisten Tieren erhöht sich der arterielle Blutdruck, obwohl eine Abnahme kurz vor dem Anstieg gelegentlich auftritt (Muir et al, 2001).

Während der Einleitungsphase kann Succinylcholin eine Rigidität des Massetermuskels verursachen und dadurch die intratracheale Intubation erschweren (Shi et al, 1997).

Succinylcholin kann bei empfindlichen Tieren und Menschen eine maligne Hyperthermie auslösen (Spence, 2002).

Succinylcholin erhöht den intraokulären Druck einerseits durch Kontraktion der extraokulären Muskeln und andererseits durch Kontraktion der glatten orbitalen Muskeln (Katz et al, 1969). Zudem erhöht Succinylcholin den intrakraniellen und intragastralen Druck (Tennant, 1999)

6.2.5 Toxizität

Nicht depolarisierende Muskelrelaxantien
Intoxikationen mit nicht depolarisierenden Muskelrelaxantien beruhen fast immer auf Überdosierungen. Es kommt zu einem verlängerten Atemstillstand, einer Kreislaufdepression und einer Histaminausschüttung (Erhardt et al, 2004b).

6.2.6 Interaktionen

Nicht depolarisierende Muskelrelaxantien
Anästhetika, Lokalanästhetika und Antibiotika sind Wirkstoffklassen, welche den Endplattenionenkanal ebenfalls blockieren können (Lambert, 1983) und so die Wirkung von nicht depolarisierenden Muskelrelaxantien verstärken können (Burgis, 2002; Starke 2005)

Inhalationsanästhetika verstärken und verlängern die Wirkung nicht depolarisierender Muskelrelaxantien zeit- und dosisabhängig (Withington, 1991).

6.2.7 Therapie bei Überdosierung

Nicht depolarisierende Muskelrelaxantien
Eine für die Praxis sehr wichtige Eigenschaft der nicht depolarisierenden Muskelrelaxantien ist die Aufhebung der neuromuskulären Blockade durch Cholinesteraseinhibitoren (Erhardt et al, 2004b). Diese indirekten Parasympathomimetika hemmen den Abbau von freigesetztem Acetylcholin, welches dadurch erfolgreich mit dem kompetitiven Antagonisten konkurriert (Starke, 2005). Die Behandlung mit einem Cholinesteraseinhibitor hebt aber nur die Muskelrelaxation auf, nicht jedoch die eventuellen Nebenwirkungen wie zum Beispiel den Blutdruckabfall (Erhardt et al, 2004b).

Depolarisierende Muskelrelaxantien (Succinylcholin)
Die Verabreichung von Cholinesteraseinhibitoren verlängert eine depolarisierende Blockade (Phase-I-Block) (Jones et al, 1980). Dagegen kann ein Phase-II-Block, ähnlich wie bei den nicht depolarisierenden Muskelrelaxantien, mit Cholinesteraseinhibitoren antagonisiert werden. Es ist aber wichtig, die Art der Blockade zu bestimmen (Cullen et al, 1980).

6.3 Guaifenesin

Guaifenesin ist ein zentral wirkendes Muskelrelaxans (Riebold TW, 1996) und wird vor allem bei Grosstieren eingesetzt (Martinez, 2007).

6.3.1 Wirkungsmechanismus

Wirkung als Muskelrelaxans

Der Wirkungsmechanismus von Guaifenesin als Muskelrelaxans ist nicht genau bekannt. Es wird angenommen, dass Guaifenesin durch Hemmung oder Blockierung der Übertragung von Nervenimpulsen an den Interneuronen in den subkortikalen Gebieten im Hirnstamm und Rückenmark wirkt (Plumb, 2005).

Wirkung als Expectorans

Guaifenesin reduziert zudem die Viskosität von zähem Sekret und wirkt als Expectorans (Mc Evoy, 1992). Der Wirkmechanismus ist unbekannt (Plumb, 2002).

6.3.2 Pharmakokinetik

Guaifenesin wird im Magen absorbiert (Rossberg, 1971) und z.B. bei Ratten und Pferden durch eine Demethylierung zu Katecholderivaten metabolisiert (Giri, 1973). In der Leber wird Guaifenesin an Glukuronsäure (Cullen, 1996) konjugiert und mit dem Urin ausgeschieden (Plumb, 2005). Zudem wird Guaifenesin auch über die Galle ausgeschieden, zum grossen Teil im Darm aber wieder reabsorbiert (Gorski et al, 1970).

6.3.3 Indikationen

Muskelrelaxans

In der Veterinärmedizin wird Guaifenesin bei kurzen Operationen eingesetzt (Plumb, 2005) um den Einsatz von Sedativa und Anästhetika zu reduzieren (Mc Leay, 2004).

Expectorans

Guaifenesin ist in oralen Kombinationspräparaten erhältlich zur Behandlung von Husten bei Tieren (Demuth, 2008). Es gibt jedoch keine Hinweise über die Wirkung von Guaifenesin bei Lungenerkrankungen (Rubin, 2007).

6.3.4 Nebenwirkungen

Die kardiovaskuläre Reaktion ist dosisabhängig (Heath et al, 1970). Es kann eine vorübergehende Abnahme des Blutdrucks und eine Erhöhung der Herzfrequenz auftreten (Allen et al, 2005).

Die hämolytische Wirkung von Guaifenesin nimmt mit steigender Konzentration zu (Fritsch, 1965). Konzentrierte Lösungen über 10% in Wasser oder Glukose 5% werden mit Hämolyse, Hämoglobinurie und venöser Thrombophlebitis assoziiert (Hall et al, 2002b).

6.3.5 Toxikologie

Die therapeutische Breite ist relativ gross und erst nach der 3-fachen üblich verwendeten therapeutischen Dosierung wirkt Guaifenesin bei Pferden toxisch (Plumb, 2005).

7 Resultate

7.1 Anwendung der Wirkstoffdatenbank

Auf der Homepage des Instituts für Veterinärpharmakologie und –toxikologie der Universität Zürich, sind alle Daten zur klinischen Pharmakologie und Toxikologie unter http://www.vetpharm.uzh.ch abrufbar. Dem Benutzer stehen auf der CliniPharm-Homepage die folgenden Teilbereiche zur Verfügung: Tierarzneimittelkompendium, Veterinärprodukte, Wirkstoffdatenbank, Pharmaco-vigilance, Rückstandsbeurteilung, Gesetzliche Grundlagen, Toxikologie, Giftpflanzen, Informationen zum Projekt und externe Links. Die Hauptseite der Wirkstoffdatenbank kann direkt via http://www.clinipharm.ch oder durch das Anwählen des Links "Wirkstoffdaten" abgerufen werden.

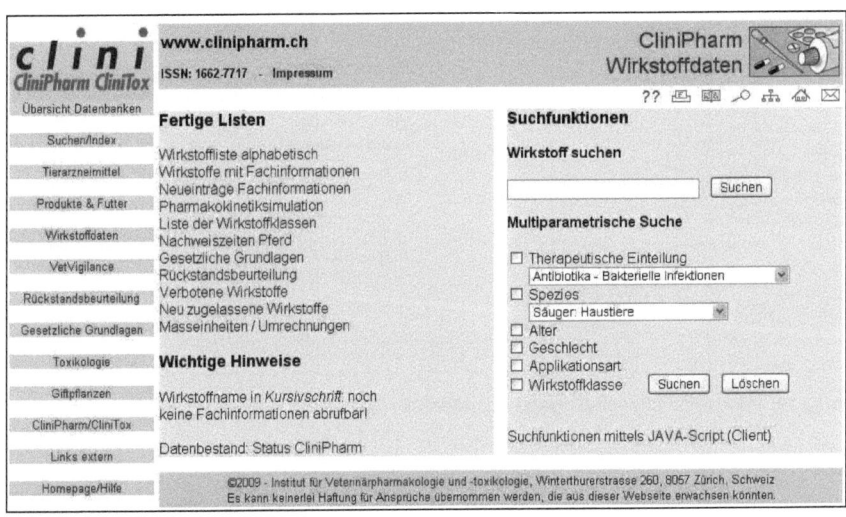

Abbildung 12 Startseite der Wirkstoffdatenbank CliniPharm

Für den Benutzer gibt es auf der Hauptseite verschiedene Möglichkeiten, um die Informationen über einen bestimmten Wirkstoff zu finden. Ist der Wirkstoff bekannt, kann dieser direkt in das Feld "Wirkstoff suchen" eingegeben werden oder er kann mittels Wirkstofflisten (Wirkstoffliste alphabetisch, Liste der Wirkstoffklassen) gesucht werden. In der Datenbank wurden sowohl die Synonyme wie auch die Namen der häufigsten Monopräparate eingegeben, dadurch kann der Benutzer über verschiedene Begriffe zu dem entsprechenden Wirkstoff gelangen.

Der Anwender kann einen Wirkstoff auch mittels der multiparametrische Suche finden, indem er wahlweise eine spezifische Indikation, Spezies, Alter und Geschlecht des Patienten, Applikationsart oder eine Wirkstoffklasse anwählt.

7.1.1 Suche mittels direkter Eingabe des Wirkstoffnamens

Der Wirkstoffname oder nur ein Teil davon kann in das Feld unter "Wirkstoff suchen" eingegeben werden. Nach Anwählen des Feldes *"Suchen"* erscheinen alle Wirkstoffe, die den eingegebenen Wortteil enthalten. Wird zum Beispiel der Wirkstoff Pancuronium gesucht, kann „*panc*" eingetragen werden (*Abbildung 13*) und nach Anklicken des Feldes „Suchen" erscheinen folgende Substanzen: *Pancreatin, Pancuroniumbromid, Pankreas, Pankreaspulver* (*Abbildung 14*).

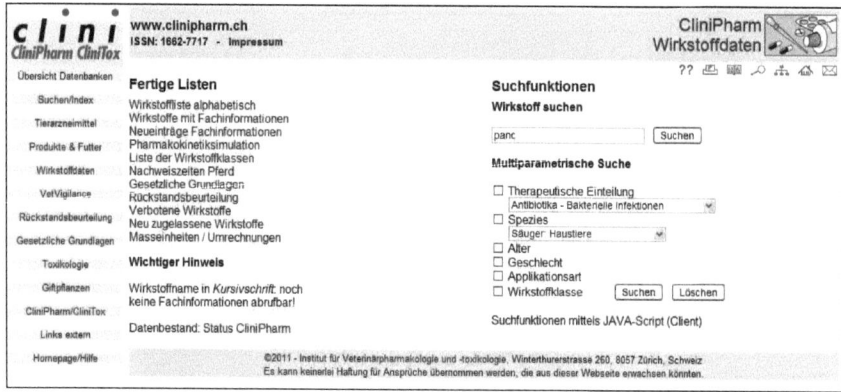

Abbildung 13 Wirkstoffsuche mit Eingabe des Wortteils *"panc"*

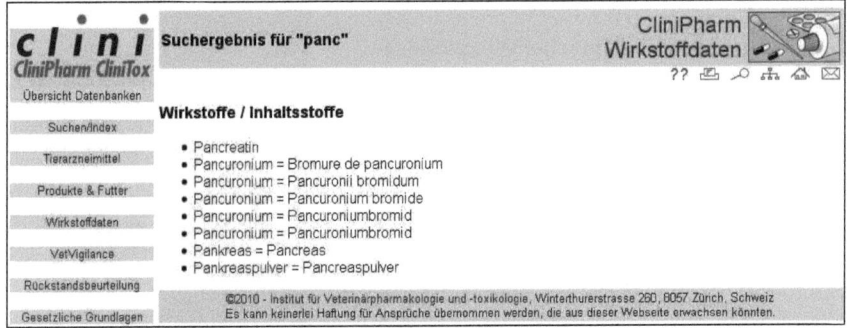

Abbildung 14   Suchergebnisse für "panc"

Durch das Anklicken des gesuchten Wirkstoffes wird man direkt mit der ersten Seite des Wirkstoffeintrages verbunden (*Abbildung 15*).

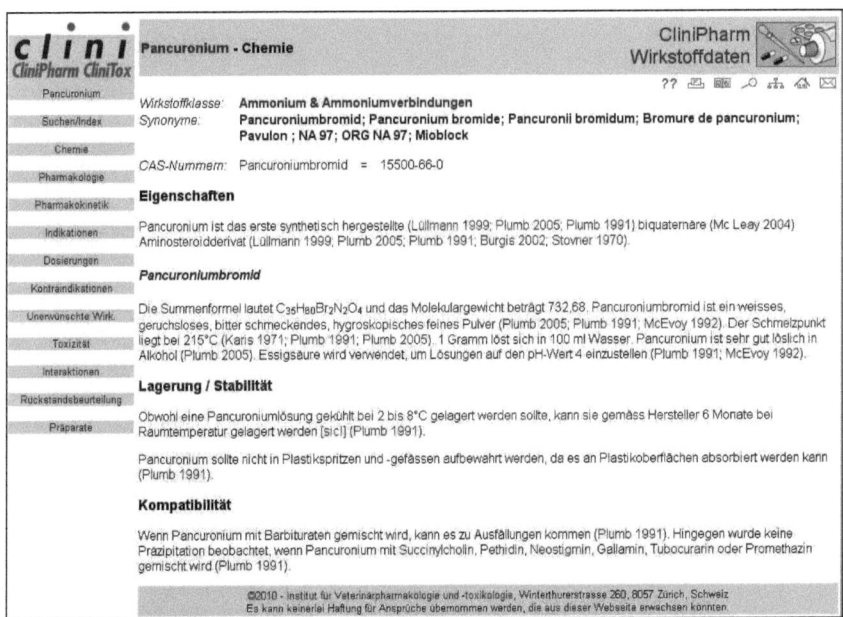

Abbildung 15   Rubrik „Chemie" des Wirkstoffes Pancuroniumbromid

7.1.2 Suche mittels alphabetischer Wirkstoffliste

Über den Link "Wirkstoffliste alphabetisch" kann der Anwender den gesuchten Wirkstoff in einer alphabetischen Auflistung finden. Es besteht die Möglichkeit entweder den betreffenden Anfangsbuchstaben des Wirkstoffes oder die gesamte Liste anzuwählen.

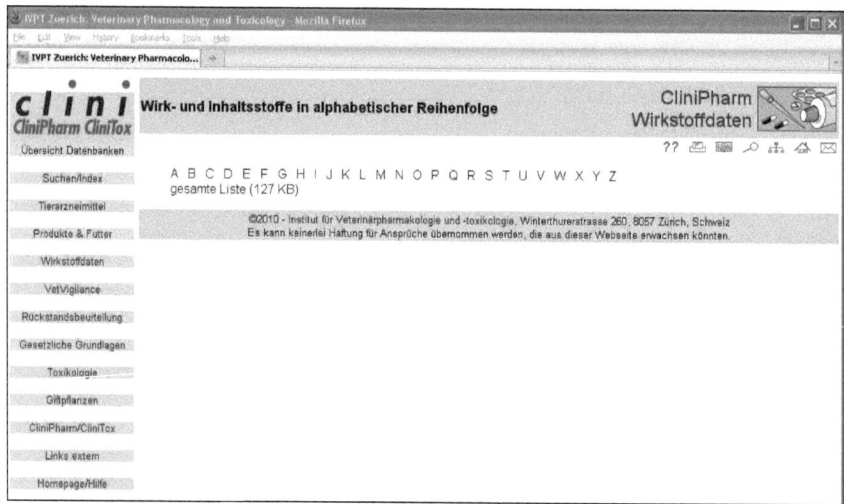

Abbildung 16 Wirk- und Inhaltsstoffe in alphabetischer Reihenfolge

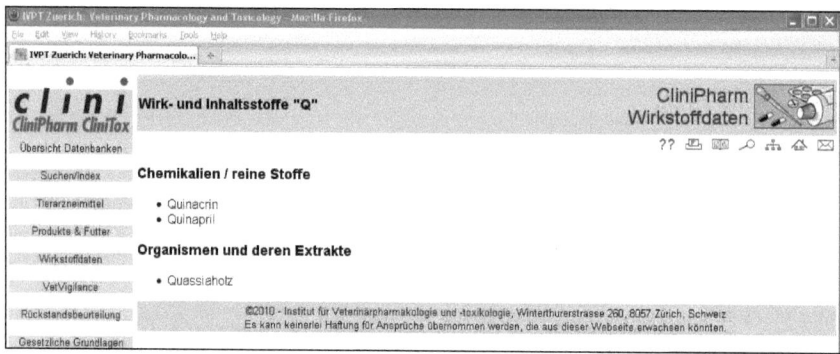

Abbildung 17 Wirk- und Inhaltsstoffe mit dem Anfangsbuchstaben „Q"

7.1.3 Suche mittels Wirkstoffklasse

Bei einer bekannten Wirkstoffklasse kann in der Rubrik "Fertige Listen" die Suche mittels des Links "Liste der Wirkstoffklassen" erfolgen. Die Wirkstoffklassen werden in alphabetischer Reihenfolge (Abbildung 18) aufgelistet und nach Anwählen der gewünschten Wirkstoffklasse werden alle dazugehörigen Substanzen angezeigt.

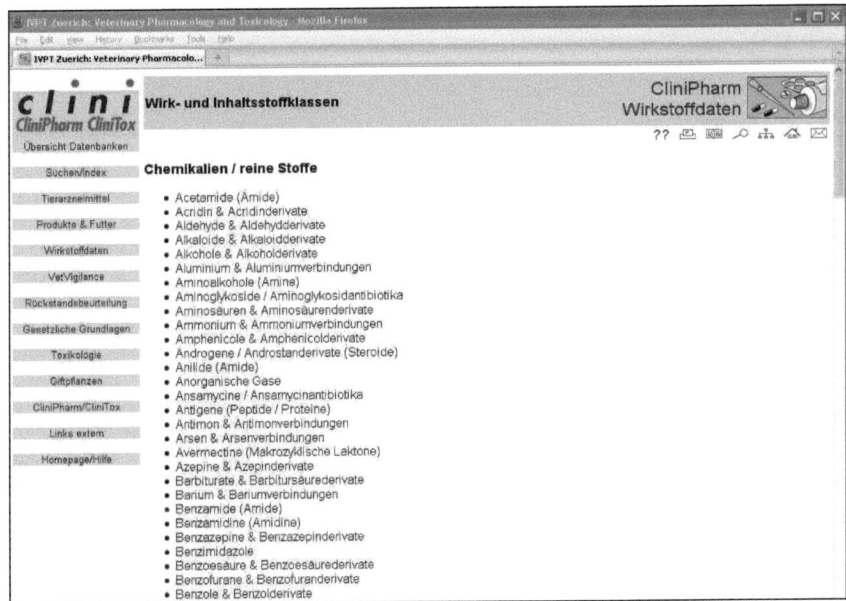

Abbildung 18 Wirkstoff- und Inhaltsstoffklassen in alphabetischer Reihenfolge

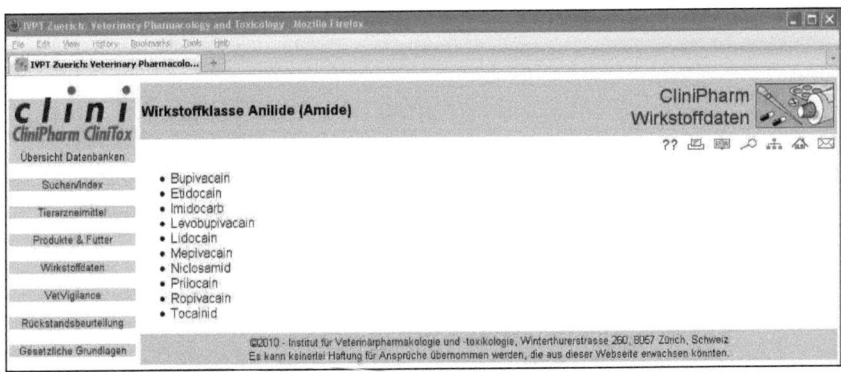

Abbildung 19 Substanzen der Wirkstoffklasse "Anilide (Amide) (Bupivacain u.a.)"

7.1.4 Multiparametrische Suche

Die multiparametrische Suche ermöglicht dem Anwender ein schnelles Auffinden der Wirkstoffe nach bestimmten vorgegebenen Kriterien. Folgende Suchparameter können einzeln oder in Kombination eingegeben werden:

- Therapeutische Einteilung
- Spezies (Patient)
- Alter (Patient)
- Geschlecht (Patient)
- Applikationsart
- Wirkstoffklasse

Therapeutische Einteilung

Die im Rahmen dieser Dissertation abgehandelten Wirkstoffe wurden der therapeutischen Gruppe „Nervensystem/ZNS/Analgetika" zugeordnet *(Abbildung 20)*.

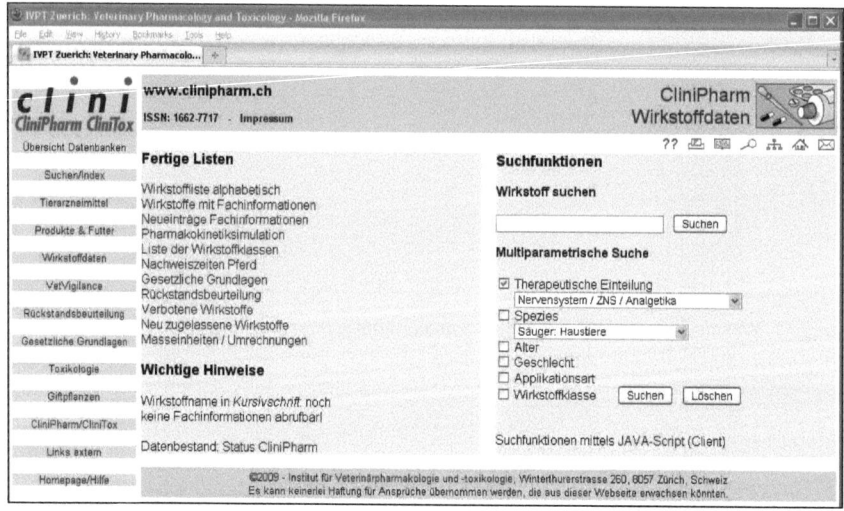

Abbildung 20 Suche der lokalanästhetisch und muskelrelaxierend wirkenden Substanzen über die therapeutische Einteilung

In der therapeutischen Gruppe „Nervensystem/ZNS/Analgetika" können die in dieser Arbeit berücksichtigten Wirkstoffe in den folgenden Untergruppen gesucht werden:

- Antagonisten – nichtdepolarisierende Muskelrelaxantien
- Epiduralanästhesie
- Lokalanästhesie – Epiduralanästhesie
- Lokalanästhesie – Gelenkanästhesie
- Lokalanästhesie – Infiltrationsanästhesie
- Lokalanästhesie – Intrapleuralanästhesie
- Lokalanästhesie – intravenöse Regionalanästhesie
- Lokalanästhesie – Leitungsanästhesie
- Lokalanästhesie – Oberflächenanästhesie
- Muskelrelaxantien – periphere depolarisierende
- Muskelrelaxantien – periphere nichtdepolarisierende
- Muskelrelaxantien – zentrale

Spezies

Die Suche nach einem Wirkstoff kann auf verschiedene Spezies eingeschränkt werden:

- Säuger: Haustiere (Katze, Hund, Pferd, Schwein, Rind, Schaf, Ziege)
- Säuger: Heim-, Zoo- und Wildtiere (Kaninchen, Maus, Ratte, Meerschweinchen, Chinchilla, Degu, Gerbil, Hamster, Igel, Hörnchen, Frettchen und Marder, Skunk, Wildwiederkäuer, Wildschweine, Kameliden, Elefanten, Grosskatzen, Wildcaniden, Bären, Affen, Wale, Delphine und Tümmler)
- Reptilien und Amphibien (Schildkröten, Schlangen, Echsen, Amphibien)
- Vögel (Geflügel, Enten & Gänse, Tauben, Papageien & Sittiche, Sing- und Käfigvögel, Greifvögel)
- Fische und Insekten (Fische, Bienen)

In dieser Dissertation wurden die folgenden Tierarten berücksichtigt:

- Katze
- Hund
- Pferd
- Rind
- Schwein
- Schaf
- Ziege
- Kaninchen
- Kameliden

Alter

Es kann zwischen neonatalen Tieren, Jungtieren und adulten Tieren unterschieden werden.

Geschlecht

Die Wirkstoffsuche kann über das weibliche oder männliche Geschlecht eingeschränkt werden. Das Geschlecht ist aber bei den in dieser Dissertation erfassten Daten von untergeordneter Bedeutung.

Applikationsart

Die Wirkstoffe können nach folgenden Applikationsarten gesucht werden:
- epi- / extradural
- subkutan
- topisch
- intraartikulär
- intrakutan / -dermal
- intramuskulär
- intrapleural
- intratestikulär
- intravenös
- intrazysternal
- inter- / subcostal
- okuläre Instillation
- periganglionär
- retrobulbär

Wirkstoffklasse

Die Suche kann auch aufgrund der Wirkstoffklasse eingeschränkt werden. Die bearbeiteten Substanzen wurden in folgende Klassen eingeteilt:
- Acetamide (Amide): Butanilicain
- Alkaloide und Alkaloidderivate: Cocain, Tubocurarin
- Ammonium und Ammoniumverbindungen: Pancuroniumbromid, Vecuronium, Rocuronium
- Anilide (Amide): Bupivacain, Levobupivacain, Lidocain, Mepivacain, Ropivacain, Prilocain, Etidocain
- Benzoesäure und Benzoesäurederivate: Procain, Benzocain, Tetracain, Chloroprocain, Metabutethamin
- Chinoline / Quinoline: Cinchocain, Atracurium
- Choline und Cholinderivate: Succinylcholin
- Phenole und Phenolderivate: Guaifenesin
- Thiophene und Thiophenderivate: Articain

7.2 Anwendungsbeispiele

7.2.1 Fall 1

Signalement

Kuh, 4 Jahre

Fragestellung

Eine Kuh belastet die linke Hinterklaue nicht mehr. Der beigezogene Tierarzt stellt fest, dass das Tier eine Klauengelenksentzündung hat und die Klaue amputiert werden muss. Er entscheidet sich eine Amputation unter einer intravenösen Regionalanästhesie durchzuführen. Auf der Suche nach einem Lokalanästhetikum, das intravenös verabreicht werden kann, gelangt der Tierarzt auf die Wirkstoffdatenbank des CliniPharm-Projektes.

Er öffnet die Startseite www.clinipharm.ch und sucht einen Wirkstoff mittels der multiparametrischen Suche. Um die Suche einzugrenzen wählt er die therapeutische Einteilung "Nervensystem / ZNS / Analgetika" und die Spezies "Säuger: Haustiere" als Suchkriterium aus (*Abbildung 21*).

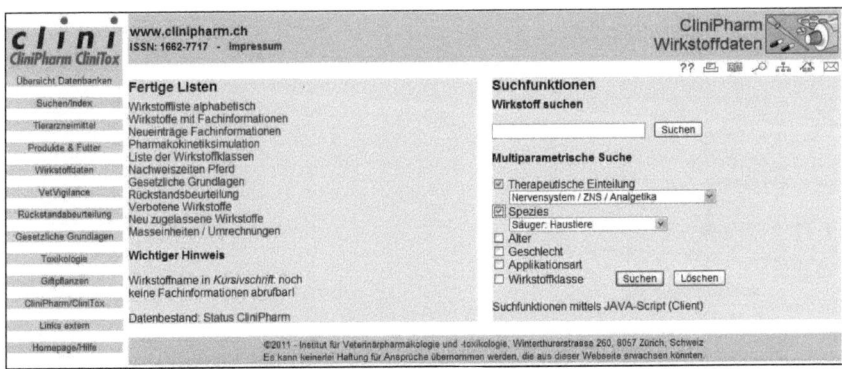

Abbildung 21 Anwählen der "Therapeutischen Einteilung" und "Spezies" der multiparametrischen Suchfunktion

Der Tierarzt erhält nun eine weitere Auswahl und wählt aus verschiedenen Rubriken unter „Lokalanästhesie – intravenöse Regionalanästhesie", bei der Spezies das "Rind" (Abbildung 22).

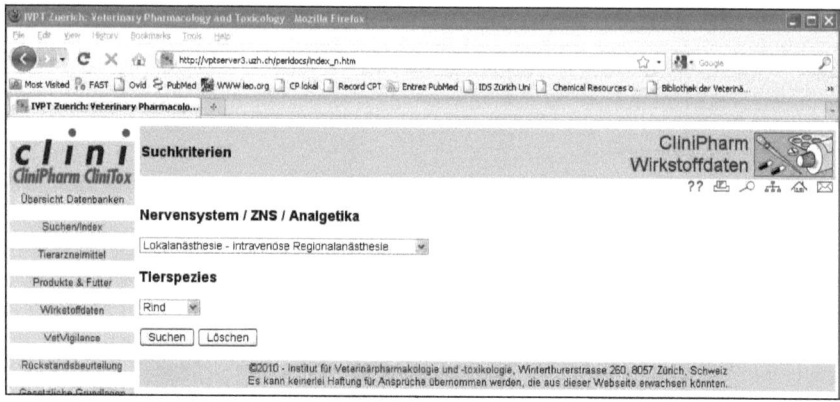

Abbildung 22 Auswahl der gewählten Suchkriterien

Nun erscheint eine Auswahl mit Wirkstoffen, die für diese Indikation bei der Milchkuh zur Verfügung stehen (Abbildung 23).

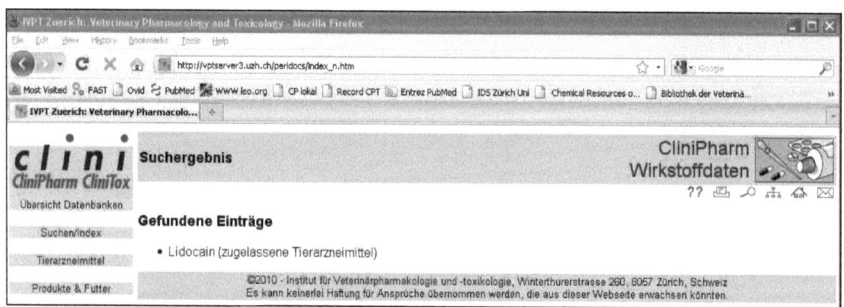

Abbildung 23 Gefundene Einträge der möglichen Substanzen

Der Tierarzt sieht sich bestätigt, dass nur Lidocain für diese Anwendung beschrieben ist und klickt auf den Link um genauere Angaben über diesen Wirkstoff zu erhalten (*Abbildung 24*).

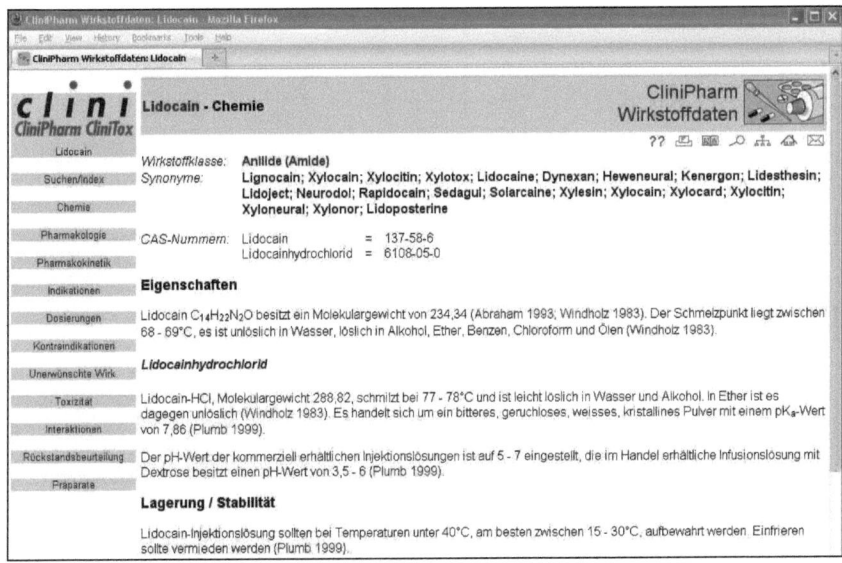

Abbildung 24 Rubrik "Chemie" des Wirkstoffeintrages Lidocain

Durch Anklicken der Rubrik "Dosierungen" wird die empfohlene Dosis für diese Indikation angezeigt (*Abbildung 25*).

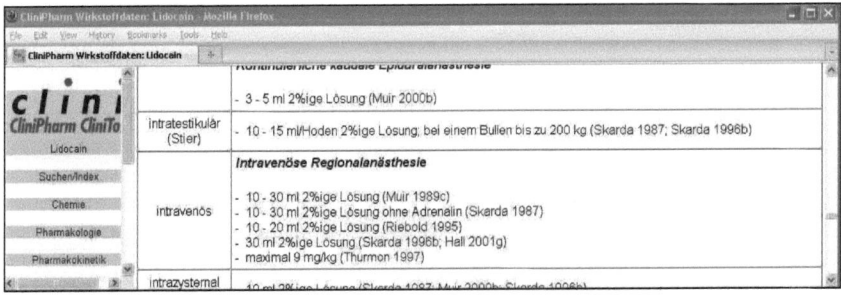

Abbildung 25 Auszug der Seite "Lidocain – Dosierungen"

Beim Anwählen des Links "Präparate" werden alle in der Schweiz zugelassenen Präparate mit diesem Wirkstoff angezeigt. In diesem Fall sind in der Schweiz, neben zwei Monopräparaten auch Kombinationspräparate mit dem Wirkstoff Lidocain zugelassen (*Abbildung 26*).

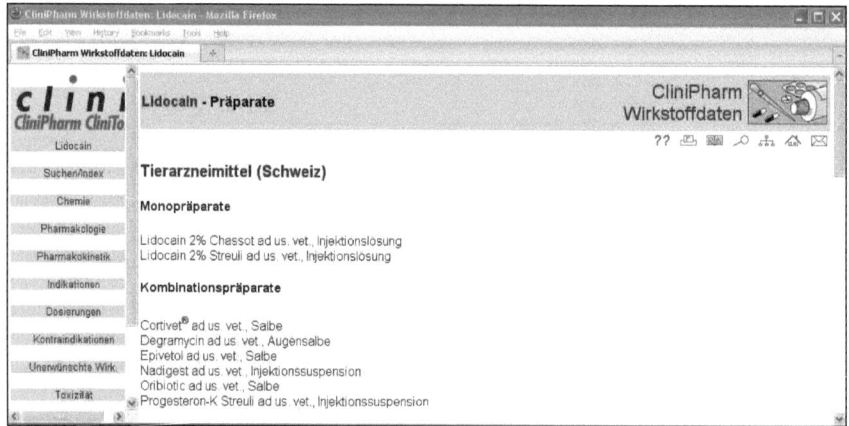

Abbildung 26   In der Schweiz zugelassene Präparate mit dem Wirkstoff Lidocain

7.2.2 Fall 2

Signalement

Hund, Mischling, weiblich, kastriert, 2 Jahre

Anamnese und klinische Untersuchung

Eine Hündin wird dem Tierarzt erneut vorgestellt da sich der Gang des Hundes aufgrund von Schmerzen, verursacht durch die bereits diagnostizierte Hüftgelenksdysplasie, weiter verschlimmert hat. Der Tierarzt entscheidet sich mit dem Kunden, dass ein künstliches Hüftgelenk eingesetzt werden soll.

Dem Tierarzt ist bekannt, dass bei dieser Operation eine Epiduralanästhesie mit einem Lokalanästhetikum durchgeführt werden kann. Um festzustellen ob Bupivacain für diese Indikation in Frage kommen öffnet er die Hauptseite der Wirkstoffdatenbank (http://www.clinipharm.ch) und gibt den Begriff "*bup*" ein (*Abbildung 27*).

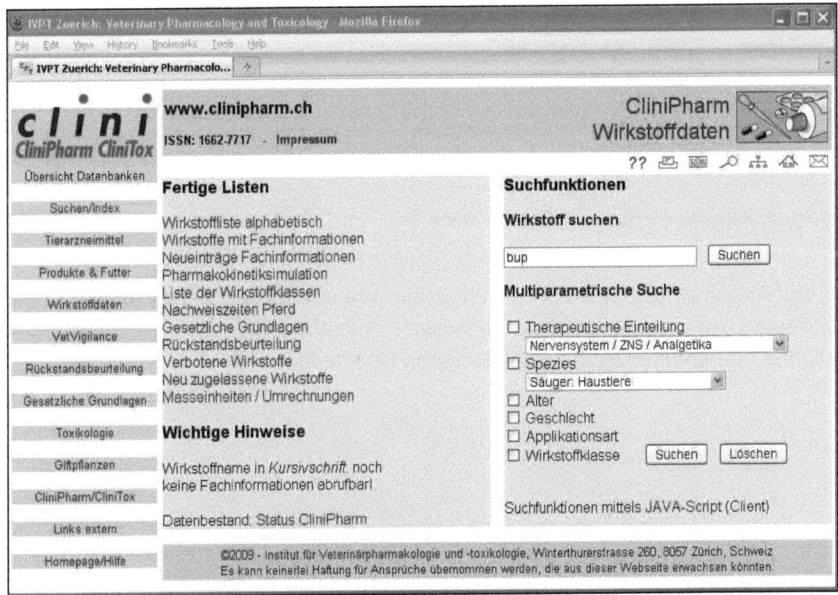

Abbildung 27 Startseite der Wirkstoffdatenbank

Das Suchergebnis mit dem Begriff "bup" ergibt 5 Wirkstoffe: Buphenin, Bupivacain, Buprenorphin, Ibuprofen, Levobupivacain, Nalbuphin und Oxybuprocain (*Abbildung 28*).

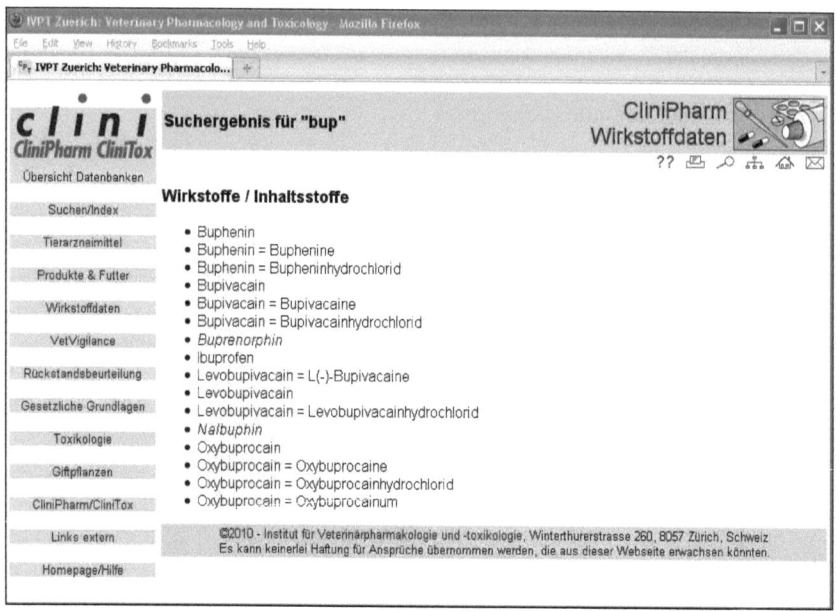

Abbildung 28 Resultat der Suche mit dem Wortteil "bup"

Durch das Anwählen des Wirkstoffes Bupivacain wird der entsprechende Eintrag in der Wirkstoffdatenbank angezeigt. Alle erfassten Rubriken wie z.B. Pharmakologie, Indikationen, Dosierungen etc. sind auf der linken Seite aufgelistet.

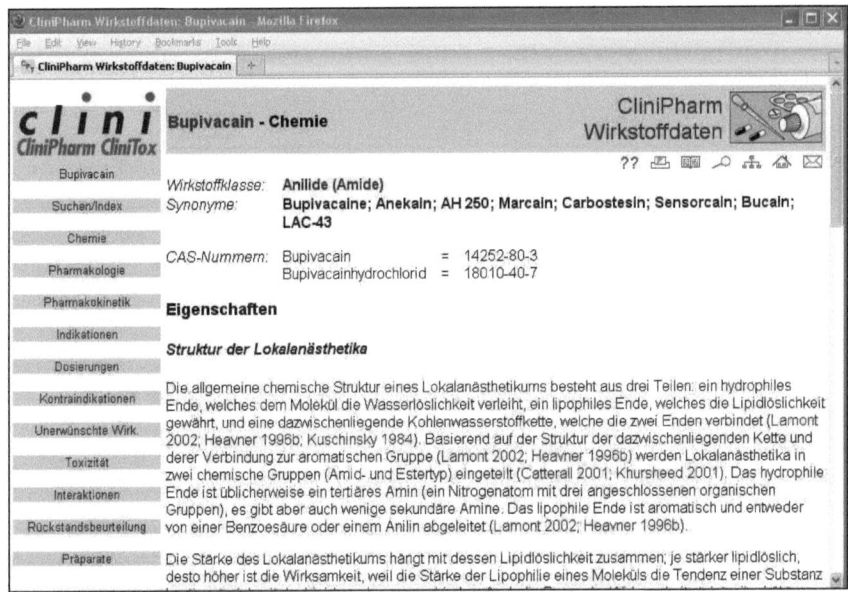

Abbildung 29 Rubrik "Chemie" des Wirkstoffeintrages Bupivacain

Der Tierarzt wählt nun den Link "Indikationen" mit den Angaben über die verschiedenen bekannten Verwendungen an, um sich zu vergewissern, dass Bupivacain bei Hunden zur Epiduralanästhesie verwendet werden kann (Abbildung 30). Unter der Rubrik "Indikationen" ist ersichtlich, dass Bupivacain beim Hund zur Epiduralanästhesie verwendet werden kann.

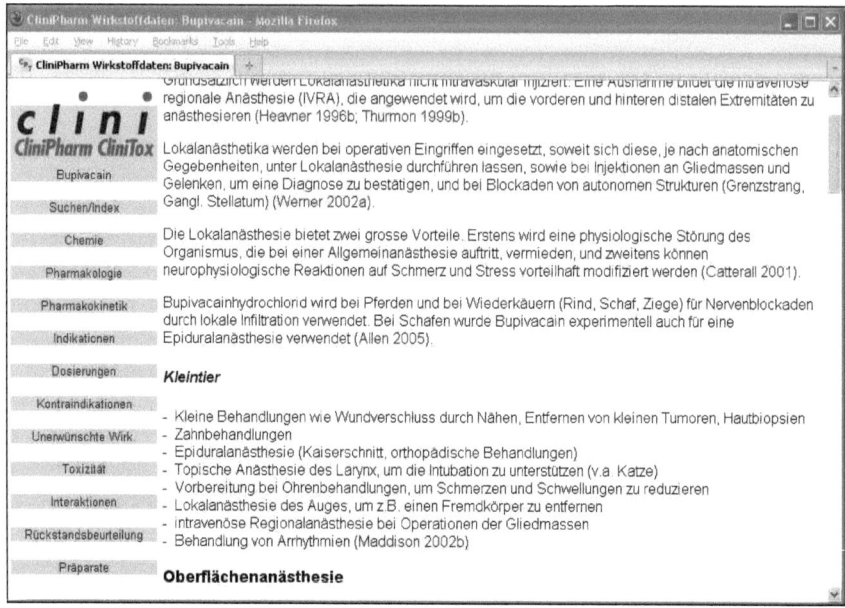

Abbildung 30 Ausschnitt aus Rubrik "Indikationen" des Wirkstoffes Bupivacain

Der Tierarzt wählt nun den Link "Dosierungen" an, um genauere Informationen zur Dosierung von Bupivacain beim Hund zu erhalten (Abbildung 31).

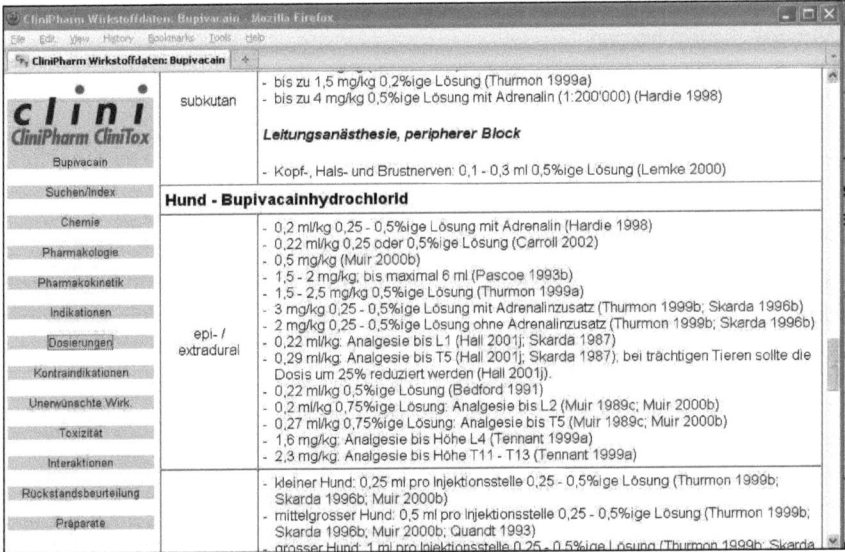

Abbildung 31 Ausschnitt der Rubrik "Dosierungen" des Wirkstoffes Bupivacain

8 Diskussion

8.1 CliniPharm/CliniTox

CliniPharm/CliniTox ist eine Datenbank, welche in der veterinärmedizinischen Praxis als Informationswerkzeug für die Pharmakotherapie und Toxikologie verwendet wird. Mit dieser Dissertation wurde das bereits bestehende Projekt um die beiden Wirkstoffgruppen Lokalanästhetika und Muskelrelaxantien ergänzt.

8.2 Zielpublikum

Über das Internet sind die Information unter http://www.vetpharm.uzh.ch beziehungsweise http://www.clinipharm.ch für jedermann frei zugänglich. Neben praktizierenden Tierärztinnen und Tierärzten wird die Datenbank auch von Tierbesitzern benutzt, um Informationen über die Behandlung ihres Tieres zu erhalten.

8.3 Vorteile von CliniPharm/CliniTox

Die Datenbank bietet folgende Vorteile:

- Über die Suchfunktion kann über verschiedene Begriffe nach dem passenden Wirkstoff gesucht werden
- Die im Layout verwendeten Rubriken erlauben den Benutzern eine schnelle Übersicht
- Die Datenbank ist auf dem aktuellsten Stand, da sie laufend ergänzt wird.
- Die Informationen sind schnell und unkompliziert abrufbar

8.4 Relevanz von CliniPharm/CliniTox

Die am 18. August 2004 in der Tierarzneimittelverordnung (TAMV) definierten Umwidmungsregeln ermöglichen die Anwendung von Wirkstoffen für eine nicht zugelassene Tierart und den Einsatz von zugelassenen Humanarzneimitteln in der Veterinärmedizin.

Die Datenbank ist somit für die praktizierenden Tierärztinnen und Tierärzte ein wichtiges Hilfsmittel, um bei der Umwidmung eines Präparates nach genaueren Informationen, beispielsweise über Dosierungen und mögliche Nebenwirkungen, zu suchen. Ausserdem ist die Datenbank ein Nachschlagewerk für Studierende der Veterinärmedizin.

9 Literaturverzeichnis (Wirkstoffgrundlagen)

Alef M & Oechtering G (2003)

Anästhesie.
In: Krankheiten der Katze (CM Horzinek, V Schmidt & H Lutz, eds)
Enke Verlag, Stuttgart (D), pp 615-648

Allen DG, Dowling PM & Smith DA (2005)

Handbook of Veterinary Drugs.
Lippincott Williams & Wilkins, Philadelphia (USA), 1111 pp

Biel M (2005)

Lokalanästhetika.
In: Allgemeine und spezielle Pharmakologie und Toxikologie (K Aktories, U Förstermann, F Hofmann & K Starke, eds)
Urban & Fischer, München (D), pp 255-261

Boeck M & Böckers T (2002)

Original-Prüfungsfragen GK2. Allgemeine Pharmakologie und Toxikologie.
Georg Thieme Verlag, Stuttgart (D), 601 pp

Burgis E (2002)

Intensivkurs: Allgemeine und spezielle Pharmakologie.
Urban & Fischer Verlag, München (D), 568 pp

Butterworth JF & Strichartz GR (1990)

Molecular mechanisms of local anesthesia: a review.
Anesthesiology 72(4), pp 711-734

Catterall W & Mackie K (2001)

Local anesthetics.
In: Goodman and Gilman's the pharmacological basis of therapeutics (JG Hardman, LE Limbrid & AG Gilman, eds)
McGraw-Hill, Medical Publishing Division, New York (USA), pp 367-384

Cullen LK & Jones RS (1980)

The effect of Neostigmin on Suxamethonium induced neuromuscular block in the dog.
Res Vet Sci 29(2), pp 266-268

Cullen LK (1996)

Muscle relaxants and neuromuscular block.
In: Lumb & Jones Veterinary Anesthesia (CJ Thurmon, WJ Tranquilli & GJ Benson, eds)
Williams & Wilkins, Maryland (USA), pp 337-365

Demuth DC (1999)

Tierarzneimittelkompendium der Schweiz 2008/2009
Gesellschaft Schweizerischer Tierärztinnen und Tierärzte, Thörishaus (CH), 776 pp

Erhardt W, Henke J & Kroker R (2004a)

Lokalanästhetika.
In: Anästhesie und Analgesie beim Klein- und Heimtier (W Erhardt, J Henke & J Haberstroh, eds)
Schattauer, Stuttgart (D), pp 88-93

Erhardt W, Henke J & Kroker R (2004b)

Muskelrelaxantien zur neuromuskulären Blockade.
In: Anästhesie und Analgesie beim Klein- und Heimtier (W Erhardt, J Henke & J Haberstroh, eds)
Schattauer, Stuttgart (D), pp 96-110

Fritsch A (1965)

Die Eignung des Guajakolglyzerinäthers zum medikamentösen Ablegen von Pferd und Rind und zur Dauerrelaxation in der Tetanustherapie.
Zentralbl Veterinärmed A 12(5), pp 415-446

Galindo AH & Davis TB (1962)

Succinylcholin and cardiac excitability.
Anesthesiology 23, pp 33-40

Giri SN (1973)

The pharmacological action and O-demethylation of glyceryl guaiacolate ether in male and female rats.
Toxicol Appl Pharmacol 24(4), pp 513-518

Gorski R, Luther D, Rossberg F, Sinz R & Tiedt N (1970)

Resorption, Verteilung und Ausscheidung des Guajakol-Glyzerinäthers und seine Wirkung auf physiologische Kenngrössen.
Z Gesamte Inn Med 25(13), pp 589-597

Hall LW, Clark KW & Trim CM (2001a)

General principles of local analgesia.
In: Veterinary Anaesthesia (LW Hall, KW Clarke & CM Trim, eds)
WB Saunders, London (UK), 10. Edition, pp 225-245

Hall LW, Clark KW & Trim CM (2001b)

Relaxation of the skeletal muscles.
In: Veterinary Anaesthesia (LW Hall, KW Clarke & CM Trim, eds)
WB Saunders, London (UK), 10. Edition, pp 149-178

Hall LW, Clark KW & Trim CM (2001c)

Anaesthesia of the dog.
In: Veterinary Anaesthesia (LW Hall, KW Clarke & CM Trim, eds)
WB Saunders, London (UK), 10. Edition, pp 385-439

Heath RB & Gabel AA (1970)

Evaluation of Thiamylal sodium, Succinylcholin, and glyceryl guaiacolate prior to inhalation anesthesia in horses.
J Am Vet Med Assoc 157(11), pp 1486-1494

Heavner JE (1996)

Local anesthetics.
In: Lumb & Jones Veterinary anesthesia (CJ Thurmon, WJ Tranquilli & GJ Benson, eds).
Williams & Wilkins, Maryland (USA), pp 30-39

Heavner JE (2002)

Cardiac toxicity of local anesthetics in the intact isolated heart model: a review.
Reg Anesth Pain Med 27(6), pp 545-555

Hubbell JA (1992)

Disadvantages of neuromuscular blocking agents.
Vet Clin North Am Small Anim Pract 22(2), pp 351-352

Hunter JM (1995)

New neuromuscular blocking drugs.
N Engl J Med 332(25), pp 1691-1699

Ilkiw JE (1992)

Advantages of and guidelines for using neuromuscular blocking agents.
Vet Clin North Am Small Anim Pract 22(2), pp 347-350

Jones RS, Heckmann R & Wuersch W (1980)
The effect of Neostigmin on the duration of action of suxamethonium in the dog.
Br Vet J 136(1), pp 71-73

Jones RS (1985)
New skeletal muscle relaxants in dogs and cats.
J Am Vet Med Assoc 187(3), pp 281-282

Karis JH & Gissen AJ (1971)
Evaluation of new neuromuscular blocking agents.
Anesthesiology 35(2), pp 149-157

Katz RL & Eakins KE (1969)
The actions of neuromuscular blocking agents on extraocular muscles and intraocular pressure.
Proc R Soc Med 62(12), pp 1217-1220

Khursheed RM & Steffey EP (2001)
Local anesthetics.
In: Veterinary Pharmacology and Therapeutics (HR Adams, ed)
Iowa State University Press, Ames (USA), pp 343-359

Lambert JJ, Durant NN & Henderson EG (1983)
Drug-induced modification of ionic conductance at the neuromuscular junction.
Annu Rev Pharmacol Toxicol 23, pp 505-539

Lamont LA (2002)
Local anesthetics.
In: Veterinary anesthesia and pain management secrets (SA Greene, ed)
Hanley & Belfus, Philadelphia (USA), pp 105-109

Lee C (2001)
Structure, conformation and action of neuromuscular blocking drugs.
Br J Anaesth 87(5), pp 755-769

Lemke KA & Dawson SD (2000)
Local and regional anesthesia.
Vet Clin North Am Small Anim Pract 30(4), pp 839-857

Löscher W (1999)

Lokalanästhetika.
In: Pharmakotherapie bei Haus- und Nutztieren (W Löscher, FR Ungemach & R Kroker, eds.)
Parey, Berlin (D), pp 118-123

Löscher W (2002)

Pharmakologie des vegetativen (autonomen) Nervensystems.
In: Lehrbuch der Pharmakologie und Toxikologie für die Veterinärmedizin (HH Frey & W Löscher, eds)
Enke Verlag, Stuttgart, pp 33-86

Löscher W (2003)

Lokalanästhetika.
In: Pharmakotherapie bei Haus- und Nutztieren (W Löscher, FR Ungemach & R Kroker, eds)
Parey Buchverlag im Blackwell Verlag GmbH, Berlin (D), pp 109-114

Löscher W (2006)

Pharmaka mit Wirkung auf das autonome (vegetative Nervensystem).
In: Pharmakotherapie bei Haus- und Nutztieren (W Löscher, FR Ungemach & R Kroker, eds)
Parey Buchverlag, Berlin (D), pp 33-55

Lüllmann H & Mohr K (1999)

Pharmakologie und Toxikologie.
Georg Thieme Verlag, New York (USA), 547 pp

Lumb WV (1972)

Muscle relaxants in small animal anesthesia.
J Am Vet Med Assoc 161(11), pp 1436-1441

Maddison J, Page S & Church D (2002)

In: Small animal Clinical Pharmacology
WB Saunders, London (UK), pp 69-100

Martinez EA & Mealey KA (2001)

Muscle Relaxants.
In: Small Animal Clinical Pharmacology and Therapeutics (DM Boothe, ed)
WB Saunders, Philadelphia (USA), pp 473-481

Martinez EA & Keegan RD (2007)
Muscle Relaxants and Neuromuscular Blockade.
In: Lumb & Jones' Veterinary Anesthesia and Analgesia (WJ Tranquilli, JC Thurmon & GJ Benson, eds)
Blackwell Publishing, Iowa (USA), pp 419-438

Mc Leay JM (2004)
Drugs affecting skeletal muscle.
In: Equine Clinical Pharmacology (JJ Bertone & LJI Horspool, eds)
WB Saunders, London (UK), pp 135-144

McEvoy GK (1992)
AHFS Drug Information.
American Society of Hospital Pharmacists Inc, Bethesda (USA), 2363 pp

Muir AW & Marshall RJ (1987)
Comparative neuromuscular blocking effects of Vecuronium, Pancuronium, Org 6368 and Suxamethonium in the anaesthetized domestic pig.
Br J Anaesth 59(5), pp 622-629

Nordgren I, Baldwin K & Forney R Jr (1984)
Succinylcholin-tissue distribution an elimination from plasma in the dog.
Biochem Pharmacol 33(15), pp 2519-2521

Paddleford RR (1992)
Die neuromuskuläre Blockade mit Muskelrelaxanzien.
In: Anästhesie bei Kleintieren (RR Paddleford,& W Erhardt, eds)
FK Schattauer Verlagsgesellschaft mbH, Stuttgart (D), pp 91-106

Plumb DC (2002)
Veterinary Drug Handbook.
PharmaVet Publishing, White Bear Lake, Minnesota (USA), 960 pp

Plumb DC (2005)
Veterinary Drug Handbook.
PharmaVet Inc, Stockholm, Wisconsin, 1311 pp

Pugh DM (1991)

Local anaesthesia and voluntary muscle relaxation.
In: Veterinary Applied Pharmacology & Therapeutics (GC Brander, DM Pugh, RJ Baywater & WL Jenkins, eds)
Baillière Tindall, London (UK), pp 81-96

Rubin BK (2007)

Mucolytics, expectorants and mucokinetic medications.
Respir Care 52(7), pp 859-865

Rossberg F & Luther D. (1971)

Tierexperimentelle Untersuchungen über Resorption, Verteilung und Elimination von 14C- und 3H-markiertem Guajakolglyzerinäther.
Acta Biol Med Ger 26(2), pp 331-339

Shi Y, Storella TJ, Keykhah MM & Rosenberg H (1997)

Antagonism of Suxamethonium-induced jaw muscle contracture in rats.
Br J Anaesth 78(3), pp 332-333

Skarda RT & Tranquilli WJ (2007)

Local anesthetics.
In: Lumb & Jones' Veterinary Anesthesia and Analgesia (WJ Tranquilli, JC Thurmon & GJ Benson, eds)
Blackwell Publishing, Iowa (USA), pp 395-418

Spence I & Maddison JE (2002)

The Pharmacology of the Autonomic Nervous System.
In: Small Animal Clinical Pharmacology (JE Maddison, SW Page & D Church, eds)
WB Saunders, London (UK), pp 53-68

Starke K (2005)

Pharmakologie cholinerger Systeme.
In: Allgemeine und spezielle Pharmakologie und Toxikologie (K Atories, U Förstermann, F Hofmann & K Starke, eds)
Urban & Fischer, München (D), pp 147-171

Taylor P (2001)

Agents Acting at the Neuromuscular Junction and Autonomic Ganglia.
In: Goodman and Gilman's the pharmacological basis of therapeutics (JG Hardman, LE Limbrid & AG Gilman, eds)
McGraw-Hill, Medical Publishing Division, New York (USA), pp 193-241

Tennant B (1999)

Small Animal Formulary.
British Small Animal Veterinary Association, Gloucestershire (UK), 330 pp

Thurmon JC, Tranquilli WJ & Benson GJ (1999)

Local anesthetic and analgesic techniques.
In: Essentials of small animal anesthesia & analgesia (JC Thurmon, WJ Tranquilli & GJ Benson, eds)
Lippincott Williams & Wilkins, Maryland (USA), pp 192-224

Werner E (2002)

Lokalanästhesie.
In: Lehrbuch der Pharmakologie und Toxikologie für die Veterinärmedizin (HH Frey & W Löscher, eds)
Enke Verlag, Stuttgart (D), pp 139-146

Withington DE, Donati F, Bevan DR & Varin F (1991)

Potentation of Atracurium neuromuscular blockade by Enfluran: time course effect.
Anesth Analg 72(4), pp 496-473

10 Dankesadressen

Ich möchte all jenen Personen danken, die am Gelingen meiner Doktorarbeit beteiligt waren. Insbesondere möchte ich meinen Dank an die folgenden Personen richten:

Herrn Prof. Dr. Felix R. Althaus für das Überlassen des Themas, die Durchsicht des Manuskriptes und die Übernahme des Referates.

Frau Prof. PhD Regula Bettschart-Wolfensberger für die Durchsicht des Manuskriptes und die Übernahme des Korreferates.

Herrn Dr. Daniel Ch. Demuth für die hilfsbereite und kompetente Betreuung meiner Arbeit sowie für die Korrekturarbeiten.

Herrn Dr. Cedric R. Müntener für die stets fachlich kompetente Unterstützung und Betreuung bei meiner Arbeit sowie für die Korrekturarbeiten.

Alexandra Popp für das Layout des Textes.

Ein besonderer Dank geht an meine Familie und meine Freunde, die mich auf meinem Weg immer unterstützt haben.

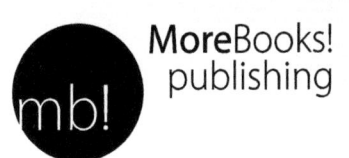

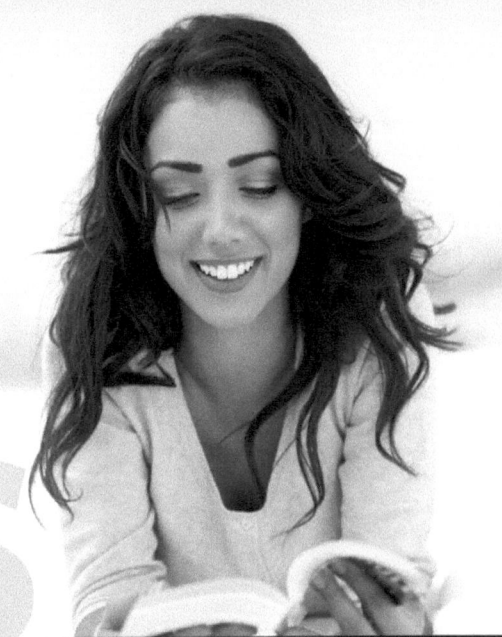

i want morebooks!

Buy your books fast and straightforward online - at one of world's fastest growing online book stores! Environmentally sound due to Print-on-Demand technologies.

Buy your books online at
www.get-morebooks.com

Kaufen Sie Ihre Bücher schnell und unkompliziert online – auf einer der am schnellsten wachsenden Buchhandelsplattformen weltweit! Dank Print-On-Demand umwelt- und ressourcenschonend produziert.

Bücher schneller online kaufen
www.morebooks.de

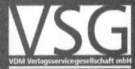 VDM Verlagsservicegesellschaft mbH
Heinrich-Böcking-Str. 6-8   Telefon: +49 681 3720 174   info@vdm-vsg.de
D - 66121 Saarbrücken   Telefax: +49 681 3720 1749   www.vdm-vsg.de

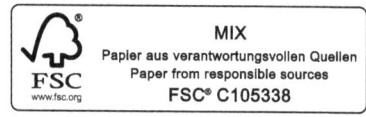

Printed by Books on Demand GmbH, Norderstedt / Germany